天津市科普重点项目

CHANGJIAN MANBING DE YUFANG HE ZIWO GUANLI

常见慢病的预防和自我管理

主编

张蔷 雷平

天津出版传媒集团

天津科技翻译出版有限公司

图书在版编目(CIP)数据

常见慢病的预防和自我管理/张蔷,雷平主编.——
天津:天津科技翻译出版有限公司,2017.12
ISBN 978-7-5433-3790-9

Ⅰ.①常… Ⅱ.①张… ②雷… Ⅲ.①慢性病—防治
Ⅳ.①R4

中国版本图书馆 CIP 数据核字(2017)第 315096 号

出　　版:天津科技翻译出版有限公司
出 版 人:刘 庆
地　　址:天津市南开区白堤路 244 号
邮政编码:300192
电　　话:(022)87894896
传　　真:(022)87895650
网　　址:www.tsttpc.com
印　　刷:天津市银博印刷集团有限公司
发　　行:全国新华书店
版本记录:710×1000　16 开本　10.5 印张　100 千字
　　　　　2017 年 12 月第 1 版　2017 年 12 月第 1 次印刷
　　　　　定价:29.80 元

编者名单

主　编　张　蔷　雷　平

编　者　吴　凡　谭　进　刘　欣

　　　　王　聪　杜亭亭　苗雨阳

　　　　李萌萌　孟晓菲　宋淑玲

前言

　　幸福、健康的生活是全人类共同的愿望。那么，如何去做才能实现人类美好的愿望呢？远在 2500 年前，医学之父希波克拉底就曾告诉我们："药物只能治病不能治人……自己的身体才是最好的医生。"要想健康长寿，就一定要发挥人体自身的强大能力，这样才能有效地防治疾病。

　　从整体来看，预防疾病对保障健康，促进人口、资源、环境、经济和社会的可持续发展具有重要意义；从个人来看，疾病会明显影响一个人的日常生活，还会给家庭带来沉重的经济负担，甚至威胁生命。在世界范围内，尤其是在工业发达的国家以及像我国这样经济高速发展的国家中，人民生活水平的不断提高、生活方式的改变和人口的老龄化，导致慢病的患病率持续上升，慢病已不再是老年人的专利，许多年轻人由于不健康的生活方式或者快节奏的工作，疏忽了对自己健康的管理，早早就患上了慢病。世界卫生组织(WHO)所确定的慢病是慢性非传染性疾病的简称，是一组发病潜伏期长，一旦发病，不能自愈，且也很难治愈的非传染性疾病。慢病的研究和发展是从单病种的防治开始的，在一些疾病如高血压、冠心病、糖尿病、癌症等防治的过程中，人们逐步发现这类疾病有着某些相同或相近的流行病学的发病规律，随着研究的进展与深入，医学工作者逐步把这一类疾病整合归纳起来并统称为"慢病"。慢病的研究范畴与人们长期的生活方式有着密切联系。这些有着相似危险因素的一类疾病最突出的是心脑血管疾病、糖尿病和恶性肿瘤等。从慢病的发病时间来看，慢病的发病隐匿、潜伏期长。在疾病预防控制上，个人自我管理保健甚至比药物的治疗更有意义。

如果患有慢病，首先要明确慢病是一个非常严重的问题，如果感觉身体无明显变化就置之不理，任其自由发展，将来就会出现更多、更严重的问题；但也不能过度紧张，感觉生活无法继续，要相信通过积极、有效的治疗，疾病是可以得到改善的。但是必须要明确，健康是自己的事情，如果不照顾好自己，吃再多的药也是无济于事的。主动进行自我健康管理，选择正确健康的生活方式，预防慢病，尽可能保持身体健康，这才是一种积极正确的人生态度。

当人们发现有慢性健康问题时，很容易感到不知所措和无能为力，就好像疾病已经控制了全部的生活。比如，糖尿病患者可能需要每天注射胰岛素，按时口服药物或监控血压。如果采取"自我管理"措施来控制慢病对健康的负面影响，就会使生活重新回到正轨。

本书作者均是天津医科大学总医院保健医疗部（老年病科）的医生，专门从事老年病的诊治工作，包括一些已有数十年经验的专家。部分编委都是博士生导师，为天津市老年医学事业的发展培养了许多青年骨干，更是天津市老年医学界的带头人，对老年慢病的诊治有着丰富的经验。我们从繁忙的医务工作中抽出宝贵时间，从一个专业人士的角度，为广大群众在积极预防疾病和管理疾病方面勾画出明确的方向，并进行专业的医疗指导。

本书能够出版，得到了天津市科学技术委员会、天津市医学会、天津市医师协会、天津医科大学及天津医科大学总医院等各个方面的鼎力支持。书中所涉及的知识是时下国际医学界普遍公认的常识，希望广大读者通过阅读本书，了解这些保健知识的运用，优化生命历程，收获健康人生。

雷　平

2017 年 12 月

来自医者的一封信

读者朋友,你好!

如果你正在阅读本书,很可能是你所关心的人已经患上某种慢病。慢病是当今大多数工业化国家的首要疾病,主要包括冠心病、脑栓塞、高血压、糖尿病和肿瘤,这些疾病的发病原因是由长期不良的生活习惯所导致的。以冠心病为例,从血管的轻微病变到硬化斑块形成,导致动脉变窄并限制血液流动,进而心脏缺血,出现气短或突发胸痛的表现,这可能是心脏第一次发出求救信号,这个过程大约需要 30 年。

每年数以百万计的中国人会罹患慢病,超过一半的人会经常发作并且痛苦不堪,这是非常可怕的。人一旦患上了慢病,疾病将改变生活,它的可怕之处在于我们还不知道如何治愈它。令人振奋的是,最近的科学突破使人们逐渐了解疾病,甚至有可能控制某些慢病。这些科学技术进步的结果意味着现在更多的人必须每天与疾病一起生活,甚至会占据人生相当长的时间。现在最需要什么样的指导呢?当然是科学、准确、可靠、易于理解的信息。想要预防疾病,需要从中年甚至青年期就开始了解这些信息,并改变长期不良的生活方式。

有些人可能会认为非常容易,因为当今社会是信息的时代,报纸、杂志、电视报道、宣传手册、广播和互联网提供了大量有关信息,但事实并非如此简单,正是因为信息量太大,普通人想要厘清什么是最先进的科学和什么是可靠的正确知识,这几乎是不可能的。现实中最全面、最可靠的信息来源是由全国权威的医学机构，如中华医学会、中国医师协会等邀请国内权威的医学专家编制并定期更新，用来指导医生工作的医学指南及准则，这些才是最好的信息。但这些准则是针对医生写的，普通人很难读懂，这就是本书的由来。我们将这些专家的指导方针以简单易懂的文字表达出来，将关键的、可靠的信息呈现给读者，避免提及那些未经证实的甚至有争议的信息。

我们出版本书的目的是努力把最可靠的慢病医疗知识直接送到读者手中，使读者可以全面了解自己的身体状况。本书包含许多慢病相关的医疗保健知识，但它不能取代医生的意见，不能代替定期的门诊就诊。本书将帮助读者理解医生的建议和建议不同的治疗方法的原因，确保读者面对各种疾病治疗时做出明智的选择；同时鼓励读者积极参与到慢病的预防与治疗中，毕竟身体健康最大的获益者是自己。由于编者的能力有限，本书与我们的愿望还有一定的差距，敬请广大读者多多指正！

张 蔷

2017 年 12 月

目　录

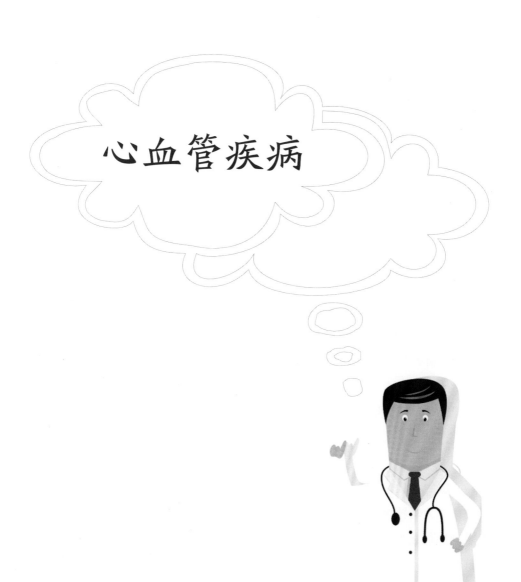

心血管疾病

1 心血管疾病

人的心脏是一个非常神奇的器官，只有拳头大小，位置在胸部中心偏左一点。心脏 24 小时不断地收缩、舒张，向全身输送着血液。心脏本身是一个非常强壮的器官，主要是由肌肉组成的，但是这个肌肉与人手臂上的肌肉不同，心脏肌肉无需指令便可以自主、独立地连续工作，日复一日，年复一年，生命不息，跳动不止。

但心脏也有脆弱的一面。我们通常说的心脏病就是冠状动脉粥样硬化性心脏病的俗称，也就是冠心病。其实冠心病一般是指在心脏表面上的小动脉血管出现的病变。这些小血管叫冠状动脉，主要是给心脏肌肉运动提供氧气及营养成分。这些血管就像灌溉田地的水渠，当某一段水渠发生阻塞且时间较长时，水渠供养田地的水就流不过去了，田地上的庄稼就会长不好甚至会被旱死。心脏需要开放的、血流通畅的血管，特别是当人在劳动或者是情绪紧张的时候，心脏跳动加速，这时就需要更多的血流量供应，而冠状动脉血管的病变阻碍了血液的流动，它会导致心肌细胞由于缺少氧气和营养物质而被饿死。

心脏的冠状动脉发生的病变主要是动脉硬化，也就是胆固醇的沉积物，医学上称之为动脉粥样硬化斑块，它减缓了心脏冠状动脉血液流到心脏的速度。但是动脉硬化形成斑块这一过程，往往是逐渐发生的，可能很多年没有症状而不被察觉。

2 冠心病的症状

动脉硬化是不断发展的，当发展到某一个阶段时，医学上通常认为是血管被堵塞了至少一半，就会发病，但是人在安静不动的时候，心脏需要的血流量少，此时没有症状；而当运动（如爬楼梯）或者吃得太饱时，心脏则被要求比平常更加努力工作,由于血管的狭窄,心脏得不到需要增加的血流量,因此它就会产生胸闷不适,医学上称为心绞痛。心绞痛有多种形式的感受,包括心前区的疼痛、虚弱、沉重、压迫、憋气以及出大汗。心绞痛发生的部位通常在胸部心前区域、左臂、腹部、背部、颈部和下巴,但是也有少数人在心绞痛发作时感觉不到任何疼痛。简单来说,心绞痛就是心脏所需要的血流量和其实际得到的血流量之间的不平衡、不匹配。通常情况下,如果有此症状,应当停止一切导致心脏比平时更努力工作的活动,以使不适感消失(或者服用药物如硝酸甘油片),而这是一个重要的信号——应该去看医生了。

▶▶▶ 冠心病的常见症状

胸痛

当身体劳累或情绪紧张时,胸部不适发作,并可能影响到手臂、颈部、下颌、面部、背部或胃部,如果这种不适来源于心脏,就被称为心绞痛。胸痛发作时,人们并不能很清楚地指出是在某一个点发作,常常是范围很大的一大片区域,疼痛也不像是皮肤外伤那种非常锐利的疼痛,倒更像是一种胸闷,有压迫感和挤压感。

呼吸困难

人在进行重体力劳动或是紧张、生气、着急时,都会出现呼吸加深、加快的现象,就是我们常说的喘粗气,并且也会感觉到喘气费劲、不畅快。如果在休息或仅仅做轻微的活动时,就突然出现不同寻常的憋气、喘息、气短、气促等症状,这很有可能是心脏疾病。这是一个重要的警告信号。

心悸

心悸是描述心脏比平时跳得更快、更有力或频率不规则的医学术语。心悸可能是心脏疾病的一个症状,特别是如果症状持续了几小时或症状间断发作,以及进一步引起胸痛、呼吸困难或眩晕，那么就应该提高警惕了。

晕厥

晕厥是突然晕倒或是感觉要晕倒。通常情况下，晕厥发作一般都在数分钟之内就缓解了，患者本身并不记得晕厥当时的情况，与眩晕感有一些区别，这可能是由于心脏疾病引起整个大脑供血不足的表现。

水肿

水肿是指组织中的液体滞留过多，出现明显的肿胀，通过手指按压可以出现凹陷，手指抬起后慢慢恢复，医学上称为指凹性水肿。通常发生在脚踝、腿部、肺部和腹部。对老年人来讲，腿部肿胀可以出现在他们站立时间过久后，很可能是完全正常的表现。但是如果出现明显的水肿并伴有其他不适症状，就可能是心脏向全身输送和血液回流不畅的标志，需要引起高度重视。

疲劳和乏力

人出现疲劳和乏力的原因很多，并不一定是疾病症状。当非常劳累或情绪高度紧张之后都会出现疲劳、乏力，也可能是由其他病症引起的。如果出现不同于一般的疲劳、乏力，尤其是与上面提到的其他可疑症状相结合时需引起注意，必要时要去医院就诊。

特别需要警惕的是，当胸痛症状发作持续时间更长、程度更严重，即使口服硝酸甘油等药物也没有得到丝毫缓解，而且患者可能已经全身大汗淋漓，并伴有濒死感，这就是从心脏发出的最严重的危险信号。患者可能已经发生了心肌梗死，这是医学上一种万分严重危及生命的疾病，患者心脏冠状动脉的血流可能已经完全阻塞。如果出现这种情况，患者必须立即静卧，呼叫救护车，由家人陪同并送往医院。现在我国大型医院均有胸痛中心，就是针对此类疾病专门设置的急诊诊室。关于此病的治疗，我们还会在下文进行详细的介绍。

3 冠心病的诊断

医生可能会根据体格检查，包括询问症状及病史，目前所有危险的生活习惯，如吸烟、饮酒等。如果怀疑患有冠心病，下一步就要进行检查以确定诊断、疾病类型、严重程度和心脏目前的状况。下面简单介绍几种有关心脏的检查。

表1 有关心脏的检查

项目	内容
血液检查	心肌酶、肝肾功能、电解质、肌钙蛋白T、肌钙蛋白I、血糖、血脂、血常规、凝血功能
心电图	可以显示出心脏电活动的信息，已发明了100多年，目前在医学上仍然有很大用处
X线胸透检查	常规照的胸片，用于排除胸部其他疾病
超声心动图	利用超声波来查看心脏解剖结构和运动状态
运动实验	在跑步机上行走或跑步，通过心电图等仪器检测心脏的运动状态
心导管检查	也称为冠脉造影，通过特殊的心导管注射X线显影剂，查看心脏的冠状动脉血液供应，一般是有创伤的，需要住院检查
冠状动脉CT	向体内注射X线显影剂，通过CT进行的一种心脏冠状动脉血流供应的检查，一般是无创的，不需要住院，但不如心导管检查准确
心肌ECT扫描	通过ECT显像仪静脉输液输入核素显像剂，显示心肌血流灌注影像，以此了解心肌的供血和存活情况，是一种安全的显像技术

4 什么样的人容易患心脏病

说到什么样的人容易患心脏病，就不得不提弗明翰心脏研究，这是医学界举足轻重的奠基性研究。美国总统罗斯福长期患有高血压，最高达260/150mmHg（1mmHg=0.133kPa），由于高血压最初发生时患者大多没有任何不适，当时的医学专家甚至认为血压升高对人是有益的，无需治疗，直到罗斯福总统突发脑出血而病逝。在这之后，美国医学界开始思考，并于1948年在美国国立卫生研究院的支持下进行了弗明翰心脏研究，试图找到可以发现慢病原因的方法。当时的医学专家提出了许多假设，但真理需要实践的检验来加以证实，便选取了当时美国的第二大城镇——弗明翰镇，第一次将常见的慢病如冠心病、高血压、糖尿病视为一种流行病进行宏观研究。通过无数人的努力、三代人的坚持，该研究一共入选了 5209 名居民以及他们的子孙进行后续研究，持续了 60 余年，证实并发现了一些因素，创造性地提出了心血管疾病的危险因素，并被世界所公认。我们今天许多常识性的保健知识都来源于弗明翰心脏研究。

▶▶▶ 患冠心病的不可改变的危险因素

≫ 年龄

男性大于 45 岁或女性大于 65 岁。

≫ 性别

男性冠心病患病率明显高于女性。

≫ 家族史

父亲或兄弟在 55 岁之前发生冠心病，或者母亲或姐妹 65 岁之前发生冠心病。

▶▶▶ 患冠心病的可变的危险因素

许多风险因素涉及生活习惯，是可以通过改变不良生活方式来减少患心脏病的风险。

高血压

已经被确诊过患有高血压或者血压超过 140/90mmHg 以上。

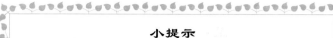

高血脂

我们通常所说的高血脂,不仅包括低密度脂蛋白的升高,也包括高密度脂蛋白的降低,医学上通常叫作血脂异常。

小提示

如果患有冠心病,总胆固醇水平超过 5.2mmol/L (200mg/dL),低密度脂蛋白(即我们通常所说的"坏"胆固醇化验指标, 通常写作 LDL) 超过 2.6mmol/L (100mg/dL),或者高密度脂蛋白(即就是"好"胆固醇, 化验指标通常写作 HDL) 低于 1.0mmol/L (40mg/dL),就是高危险因素。

高血糖

已经确诊糖尿病或空腹血糖超过 7.0mmol/L,或者餐后 2 小时血糖超过 11.1 mmol/L。

肥胖

体重指数(BMI)超过 25。中国人最常见的是腹型肥胖,脂肪向腹部堆积,身体呈枣核型。有些肥胖人群皮下脂肪并不太多,增加最多的是内脏脂肪,这些脂肪有内分泌作用,会诱发人们出现高血压、高血糖和高血脂。

体力活动

每天体力活动不超过 30 分钟。

吸烟

长期吸烟。

这些因素不只是增加人们患心脏疾病的风险,如果已经患有心脏疾病,这些因素会增加未来患有心脏问题的风险。大家可能会认为,只要重视其中的一条,就会对心脏有益,比如,一个人每天走路 1 小时,或者是有规律地运动,然后吃很多富含脂肪的食物,让两个因素利害互相抵消,这样心脏就能保持健康。其实这种想法是不对的。为了降低冠心病的风险,必须时时注意,每一个危险因素都非常重要,特别是有多个危险因素时,风险往往会叠加,从而加重对身体的影响。例如,如果一个人有高血压并且吸烟,那么他患冠心病的风险就增加了。现在医学已经明确这些危险因素对人体的危害,人们必须要采取预防措施,而且最好从现在开始。

▶ **5** 心血管疾病的预防和自我管理

主要策略包括了解自身的真实情况、血压的自我管理、血脂的自我管理、体育锻炼的自我管理、体重的自我管理、血糖的自我管理、戒烟的自我管理、药物的自我管理及饮食的自我管理。

▶▶▶ 策略 1：了解自身的真实情况

有句成语叫"知己知彼,百战不殆",要想预防冠心病,首先要了解一下自身的真实情况,下面提出 10 个问题,试试回答一下,自己看看是否清楚。

了解自身情况的 10 个问题

○我有什么冠心病的危险因素?

○我的血压数值是多少? 我的血压对我有什么影响?

○我的胆固醇(其中包括总胆固醇、低密度脂蛋白、高密度脂蛋白以及三酰甘油)数值是多少? 它们对我有什么影响?

○我的体重指数(BMI)和腰围是多少? 我要保持健康,需要减肥吗?

○我的血糖是什么水平? 这是否意味着患有糖尿病?

○我还需要什么其他检查吗? 要隔多长时间检查一次心脏?

○有哪些方式可以帮助戒烟戒酒?

○什么样的运动对我的心脏有好处? 时间和强度如何?

○我的饮食习惯有问题吗? 什么样的饮食方式对我的心脏健康有益?

○我怎样才能知道哪些症状是心脏病发作了?

▶▶▶ 策略 2：血压的自我管理

高血压

当用手指按住自己的手腕内侧，就会感觉到有节奏的脉搏，这就是从心脏推动来的血液的波动，人的心脏每天大约跳10万次。心脏每跳动一次，都会将大约70mL的血液推进与之相连的动脉血管。1733年，一个英国牧师第一次用了2.74m（9英尺）长的垂直玻璃管在一匹马身上测量出血液在血管内施加的压力。这是由于心脏的挤压移动血液创造出的压力。当站立时，为了使血液到达头部，就必须有血压来克服血液本身的重力，但是如果血压太高身体则会受到伤害。

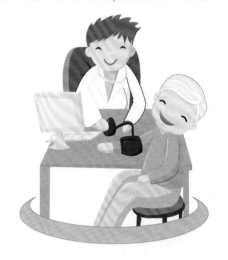

血压高，医学上称为高血压病，因为大多数高血压患者没有任何症状，故又被誉为"沉默的杀手"。大多数人的血压都是一点一点地高起来的，或者是时好时坏，只有15%左右的高血压患者会感觉到头痛、头晕、疲劳。在中国，大约1/3的高血压患者并不知道自己有高血压，而那些确诊的高血压患者也有一半并没有治疗或者治疗不足，血压没有达到安全水平。研究发现，55岁左右属于高血压的高发年龄。

测量血压：控制高血压的第一步就是要测量血压。可以找专业人员测量血压，但更好的方式是自我测量。因为现代医学研究发现，约有30%的人到了诊所或者看到医生，会产生紧张情绪，此时测量出来的血压会偏高，医学上称这一现象为"白大衣高血压"，也叫"假性高血压"。

测量血压时需要注意的事项

○ 血压测量前避免吸烟、喝酒或饮咖啡、浓茶,因为这些都会影响血压。

○ 血压测量前要尽量休息 30 分钟。

○ 血压测量时不要憋尿或者是当有疼痛感时,因为这些都会刺激血压升高。

○ 血压测量时要坐在一个有靠背的椅子上,使背部和手臂放松,手臂袖带的高度处于与心脏同一水平。

高血压国际权威指南建议,医生测量的正常血压的标准是 140/90mmHg 以下,自己测量的正常血压的标准是 130/80mmHg 以下。如果自己测量的血压是 140/90mmHg,那就应该考虑患有高血压,而不是非要高于此数值。

高血压可分为原发性和继发性,但不管是哪种都需要降低血压。

高血压的降压目标:目标血压在 140/90mmHg 以下。

老年人的降压目标:对于能耐受的老年人目标血压应在 140/90mmHg 以下;对于年长且不能耐受的老年人目标血压应在 150/90mmHg 以下。主要考虑老年人收缩压控制的实际难度,避免舒张压过低。

如何自我管理血压

如果想预防冠心病或是患有冠心病想预防其发作,就必须控制血压。如果血压很高,首先要去门诊寻求医生帮助和治疗。但在药物治疗之外,可以通过自我管理控制血压,下面介绍控制血压的 5 个方法。

》控制体重

医学研究表明,肥胖的人只要减去 5kg 体重,就能看到降低血压的效果。如果正在服用降血压药物,减少体重会增加药物的有效性。最好保持体重指数(BMI)不超过 25。

》戒烟、限酒

高血压患者吸烟也可能会抵消降血压药物带来的全部益处,因此必须戒烟。美国的健康指南建议绝对禁烟,但是对酒并没有完全限制,当然是越少越好,需要严格控制每天饮酒量,啤酒不超过 360mL,或葡萄酒不超过 120mL,或白酒不超过 37.5mL。过量饮酒不仅可引起高血压和卒中,还可以干扰降血压药物的效果。社会上流传的"每天喝一小杯红酒可以预防高血压"的说法是不科学的。国外研究报道认为,每天饮少量葡萄酒有利于降低血脂,保持血管弹性,对冠心病的预防有一定作用。但研究用的葡萄酒为纯葡萄酿制酒,不是一般勾兑的红酒,而且每天饮用量很小。葡萄酒对预防高血压病的作用目前尚没有可靠的研究证实。

》运动

每天运动 30~45 分钟,一周锻炼 3~4 次。研究发现,那些运动量很少的人患高血压的概率高达 50%。患有高血压的人,如果能够坚持适度的体力活动便可以降低血压,甚至能达到服用降压药物的效果。

》减少食盐的摄入量

每天不超过一茶匙(5g)食盐的摄入量。中国人的高血压大多是食盐敏感型,减少盐的消耗会逐渐降低血压,从而逐渐减少

小提示

需要注意的是,每天所摄入的盐,不仅是做饭时放入的食盐,所有的食物自身都含有盐,如青菜、肉、谷物,超市买来的香肠、方便面等食物更是含有大量的盐,想降低每天食盐的摄入量,不是简单地在做饭时少量使用盐。

药物的服用量。我们摄取 75% 的盐都是来自加工食品,购买食物时还需要关注一下营养标签中的钠含量,餐馆的饮食中往往食盐含量较大。

》降压食物

医学研究证实,通过饮食可以降低高血压。降压的食物中包括水果、蔬菜和低脂肪奶制品。这些食物的总脂肪、饱和脂肪及胆固醇低,纤维、钾、钙、镁和蛋白质丰富(参见表 2)。

表2　降低高血压的食物

分类	所占比例	每日食用量	食物种类	营养成分及注意事项
谷物及谷物制品	30%	3~4个馒头 3~4碗米饭	米饭、馒头和其他面食、燕麦麦片、全麦粉、粗粮	能量和膳食纤维的主要来源,应是每日食物的主要组成
蔬菜	20%	250~500g新鲜蔬菜 250~400g熟的蔬菜或新鲜蔬菜榨汁	番茄、土豆、胡萝卜、豌豆、南瓜、西兰花、萝卜、甘蓝、芥菜、菠菜、豆类、红薯	含有丰富的钾、镁、维生素和膳食纤维。蔬菜可简单加工,尽量生食
水果	20%~25%	50g新鲜水果或水果榨汁	杏、香蕉、枣、葡萄干、葡萄、柑橘、橙、柚子、芒果、西瓜、桃子、菠萝、李子、草莓、橘子	含有丰富的钾、镁、维生素和膳食纤维。水果也应该尽量生食,果干、冷冻果、水果罐头会大量破坏维生素
乳制品	10%~15%	0.5~0.8L牛奶、2~3杯酸奶或85g奶酪	脱脂或低脂牛奶、脱脂或低脂酸奶、部分脱脂马苏里拉奶酪、脱脂奶酪	含有丰富的钙和蛋白质。乳类中的可溶性钙是人最好吸收的钙,但是如果患高血脂,需要选择脱脂牛奶
肉类、家禽和鱼类	少于8%	150g左右熟的肉类、家禽或鱼	瘦肉,切掉可见脂肪、去皮的家禽(尽量不要油炸)	含有丰富的蛋白质、铁、镁。尽量多吃鱼虾、家禽肉,少吃牛羊肉
坚果类	4%~5%	30g混合坚果	杏仁、榛子、花生、核桃、葵花子、开心果	含有不饱和脂肪酸、蛋白质、钾、镁膳食纤维。可以每周吃4~5次
油	10%	50~120g	橄榄油、花生油、玉米油、葵花油、豆油	含有多种饱和脂肪酸和不饱和脂肪酸

想改变饮食习惯来帮助预防或控制高血压,要记住以下几点

○ 一次改变一点,使饮食习惯逐渐变化。

○ 用餐以碳水化合物作为主食,如面食、米饭、豆类和蔬菜。

○ 肉只作为全餐的一部分,而不是只吃肉。

○ 多吃水果或低脂肪、低热量的食物,少吃含糖的甜点和小吃。

常见问题

≫收缩压和舒张压哪个更重要

控制收缩压和舒张压都很重要。大多数高血压患者都非常注意收缩压（140/90mmHg前面的数字），而对舒张压（后面的数字）的关注不够。舒张压升高对心脏同样有害。研究发现，在50岁以上的人群中，收缩压高的更加常见，舒张压多数是正常或轻度升高，而应用

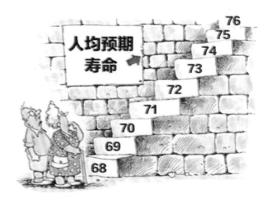

降血压药物治疗时，舒张压不宜降得过低。所以收缩压和舒张压都应该注意。

≫为什么只是收缩压特别高

很多老年人只是收缩压升高而舒张压正常，这是由动脉硬化造成的。这种高血压很难控制，用药量少收缩压不降，用药量多舒张压却降得太低。这种情况在老年人中非常常见。

≫血压过低会有危险吗

虽然血压过高是危险的，但低血压也有危险。如果血压过低，可能会感到头晕、疲倦或乏力甚至晕倒。低血压通常不会发生，但是如果收缩压低于100mmHg，就一定要去医院。实际上很多健康人的血压甚至更低，但没有任何症状。

≫补充钙、钾或镁有用吗

日常饮食中如果缺乏足够的钙、钾或镁，可能使血压升高。但目前没有医学研究证实，额外地补充钙、钾或镁可降低血压。如果人体内这些元素已经足够了，就不需要再补充了。所以应该确保日常饮食的营养均衡，平时摄入足量的营养。

≫高血压是由于紧张、压力引起的吗

当人们有压力、情绪紧张时,血压往往会升高,相反,放松时血压是会下降的。如果长期有压力、情绪紧张,可能对高血压有一定的促进作用,但还没有权威性的研究证实这一点。如果能对压力、紧张的情绪进行自我管理,从而达到疏解,可能有助于降低血压和其他心脏疾病的发生。例如,可以在每天或每周安排特定的时间,进行冥想使自己平静下来。所谓的冥想就是什么都不想,使心情完全放松,这种压力管理方式既可以使感觉变得更好,又会管理血压,所以值得一试。

≫咖啡、浓茶会升高血压吗

咖啡、浓茶可能会在喝下去之后短暂地升高血压,这就是为什么测量血压前应该避免喝咖啡、浓茶。但是还没有发现,适量地长期饮用咖啡、浓茶能够长期引起血压升高。

≫什么是"白大衣高血压"

如果血压平时正常,只有在医院、诊所、门诊或类似的医疗环境中,由医务人员测得血压升高,这就叫"白大衣高血压"。一些人遇到医生或者在医疗环境中,会产生焦虑或紧张情绪,从而导致血压升高。有"白大衣高血压"的人,在遇到压力产生紧张情绪时,他们的血压的确更容易升高,由此引起的不适也是真实存在的。因此,许多专家目前建议对"白大衣高血压"和其他高血压患者一样进行治疗。

≫什么是"动态血压监测"

动态血压监测是让患者连续带着血压测量装置来记录完整的 24 小时期间的血压动态变化情况。这个检查通常被用来评估高血压的昼夜变化规律、高血压的用药情况以及鉴别"白大衣高血压",尤其可以了解患者夜间血压波动情况及血压变化模式。

≫应该多久监测一次血压

当使用的降压药物有所调整,应该至少每天监测一次血压,一旦血压稳定,可以不用那么频繁地测量。但很多人认为频繁地测量血压可以帮助他们更了解自己的血压,保持更稳定的血压状态。其实在一天内的不同时段人的血压是不同的,健康人早上九十点钟是血压高峰期,夜里睡得最深的三四点钟是血压的低谷期,所以大多数血压控制稳定的人,一天里过于频繁测量血压并没有实际用处。

≫是不是有一些药物能够引起血压升高

常见的中药麻黄可引起血压升高。中药麻黄常出现在一些减肥药方的成分中。西药麻黄碱和伪麻黄碱常见于一些感冒药、支气管扩张剂和兴奋剂药物中。现在已经发现这些药物会引起血压升高,增加心脏病发作和卒中的可能性。如果患有高血压、糖尿病或心脏疾病,在使用含有麻黄类药物时,应该非常慎重,特别是在使用传统的中药制剂和一些感冒药时要多向医生咨询,查看是否含有麻黄成分。

▶▶▶策略 3：血脂的自我管理

高血脂

现代医学已发现胆固醇和心脏疾病之间的联系。在过去的 10 年中,涉及数万名心脏疾病患者的研究都表明,降低胆固醇可降低 40%心脏病发作的风险。

胆固醇是人体实际需要的物质,它能产生某些性激素,是维持细胞膜完整所必需的物质。胆固醇主要是由食物中的脂肪、蛋白质和碳水化合物在肝脏中合成的,它也可以直接从含有胆固醇的食物中吸收。但即使它是一个必需物质,我国有将近一半的成年人血液中胆固醇的含量超过标准,也就是咱们通常所说的高血脂,医学上称为血脂异常。其中至少有 1/3 的人不知道他们血脂超标,只有 1/3 的人接受治疗,其中不到一半的人经治疗后胆固醇水平恢复正常。

医学研究发现,血液中多余的胆固醇会堆积在动脉血管壁的内侧,这会导致动脉硬化斑块形成和动脉血管变狭窄,使动脉血管容易堵塞。正如我们书中所讲到的,胆固醇堆积形成的斑块发生在供应心脏的动脉血管中,可以损害心脏。我们通常认为这一病变过程常在老年人中发生,实际上医学研究发现,即使是 20 岁左右的健康人,他们的血管动脉壁上也已形成早期的粥样硬化斑块了。

由于高血压、高血脂、高血糖早期均没有明显的症状,普通人大多认为不难受就没有病,这使得多达 2/3 的高血脂患者得不到治疗。其实,高血脂和高血压一样,是可以去医院做血脂化验检查,检查主要包括以下四项。

- 低密度脂蛋白胆固醇(LDL-c):这种胆固醇密度低,其中携带的胆固醇最多,因为它能够引起动脉粥样硬化,也被称为"坏"胆固醇。

- 高密度脂蛋白胆固醇(HDL-c):有相对较高的密度,能收集血液里多余的胆固醇,并运输回肝脏进行处理。它是一种血脂清除剂,具有明确的抗动脉粥样硬化的作用,这就是它被称为"好"胆固醇的原因。如果高密度脂蛋白偏低,那些多余的脂肪积聚就不能被清除。

- 总胆固醇(TC):这是血液中胆固醇的总计量,包括 LDL-c、HDL-c 以及一些其他含有胆固醇成分的物质。

- 三酰甘油(甘油三酯):这些都是血液中脂肪的另一种形式,由身体内多余的糖分、乙醇或能量转化而成。

血脂化验的四项中,与冠心病关系最密切的就是低密度脂蛋白胆固醇,因为它能形成动脉粥样硬化,因此是目前医学治疗的核心方向。所以在化验时一定要明确血脂化验,包括高密度脂蛋白和低密度脂蛋白,如果只包含总胆固醇,就无法明确"好"胆固醇和"坏"胆固醇到底有多少,也就无法对胆固醇进行管理。

≫专业医学指南中的血脂标准

最新的美国国家胆固醇教育计划,由美国国立卫生研究院和国家心脏肺血液研究所领导,权威专家推荐胆固醇的目标水平如下。

- 有冠心病的患者,LDL 应低于 2.6mmol/L;对于那些冠心病非常严重、发病风险非常高的患者,则应进一步降低,低于 1.6mmol/L。通常化验单给出的正常值并不是冠心病患者治疗所需要达到的目标值,也就是说,假如患有冠心病,不是化验没有异常就可以了,必须达到专家建议的目标值,才能保证安全。

- HDL 应达到 1.0mmol/L 或更高。
- 总胆固醇水平应低于 5.2mmol/L,也比通常化验单上所写的正常值低。
- 三酰甘油应低于 1.7mmol/L,如果想预防冠心病,控制三酰甘油的水平也是必要的。

》降低胆固醇的生活方式

对于有高血脂的人来说,医生通常建议通过吃药来降低血脂,但是患者必须同时采取一种健康的生活方式,不能完全依赖药物,才能有效保持健康。生活方式包括饮食、运动和减轻体重,与控制血压有些相似。

血脂与饮食

食用的脂肪量直接关系到血液中胆固醇的水平。医学研究发现,低脂饮食可降低高血脂的人 7%~9% 的 LDL-c 水平。权威医学指南建议限制整体脂肪摄入量,即少于日常热量(每天通过食物提供人体的能量)的 30%,饱和脂肪要少于 7%。想要控制每天食入脂肪的量,首先要了解每天所吃的脂肪类型,不同类型的

脂肪对升高血液中的胆固醇有着不同的作用,饱和脂肪酸可以明显升高"坏"胆固醇。但是并不是人食入的所有种类的脂肪酸都会升高血脂,有些种类的脂肪酸,如化学结构是单不饱和脂肪酸,对降低血中胆固

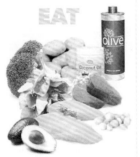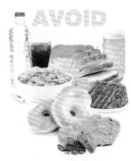

醇、预防动脉硬化就有益处。因此,专家建议增加包含单不饱和脂肪酸和纤维的蔬菜摄入量均能降低胆固醇。单不饱和脂肪酸是地中海式饮食供应的主要营养素。典型的高单不饱和脂肪酸的食物是橄榄油和菜籽油,许多鱼类食物中含有

ω-3 脂肪酸,也可以预防动脉硬化来保护心脏,鲑鱼是典型的高 ω-3 脂肪酸的食物。常见食用油脂肪酸含量见表 3。

表3　各种食用油脂肪酸含量

食材	饱和脂肪酸	单不饱和脂肪酸	多不饱和脂肪酸	
		ω-9(油酸)	ω-6 脂肪酸(亚油酸为主)	ω-3 脂肪酸(α 亚麻酸 EPA、DHA)
亚麻籽油	10%	23.1%	15.2%	56.5%~64%
深海鱼油	20%~30%	20%~45%	1%~7%	20%~26%
沙棘油	5%~8%	27.5%~38.6%	16%~32.5%	25.5%~32.3%
橄榄油	9%~11%	84%~86%	4%~7%	1%
山茶油	10.5%	76.8%	11.6%	0.7%
杏仁油	8.2%	69.4%	17.4%	0
红花籽油	8.5%	11.7%	78.6%	0.3%
核桃油	8%	23.6%	60.4%	7.9%
葡萄籽油	10.66%	19%	70%	0
豆油	10%~13%	20%~25%	50%~55%	7%
花生油	17%~18%	50%~68%	22%~28%	0
玉米油	10%~13%	23%~30%	56%~60%	1%
猪油	30%~40%	23%~30%	56%~60%	0
棉籽油	22%~23%	15%~40%	50%~55%	0
菜籽油	5%~10%	70%~80%	5%~10%	0
葵花油	21%	19%	59%	1%
食疗效果	引起血脂升高	对人体不产生动脉病变,既不明显升高血脂,也不明显降低血脂	在一定条件下,可在人体内自动转化花生四烯酸(动物必需脂肪酸)	可降低血清胆固醇和抗动脉粥样硬化

血脂与运动

医学研究显示,体力活动能够增加"好"胆固醇,降低"坏"胆固醇。锻炼推荐的目标是适度的体力活动,如健康成人轻快地行走,每天 30 分钟,每周至少 5 次(时速 5~6km/h)。当然锻炼强度取决于整体健康,需要找出最适合自己的运动强度和方式。

血脂与体重控制

对于超重和肥胖的人,最好结合饮食控制饱和脂肪和降低胆固醇,只有这些共同起作用,才会降低"坏"胆固醇。减轻体重后,如果能保持体重,那么控制血脂就非常容易了。保持体重指数(BMI)不超过25。

降血脂药物的使用

单独依赖及生活方式的改变有时不会使胆固醇完全降到健康水平,这时还需要药物治疗。大约10年前,可用于降低胆固醇的药物是有限的,有效性也并不满意,往往副作用很大。然而,最近科学家们已经成功地开发出他汀类药物,它被医学界公认为是21世纪医学最伟大的十大发现之一。这种药物能够减缓胆固醇的产生和增加肝脏对血液LDL-c清除的能力,它们还能降低三酰甘油的水平,并且常常可以适度增加HDL-c的水平。在一些研究中甚至还发现,如果长时间服用他汀类药物,可以使动

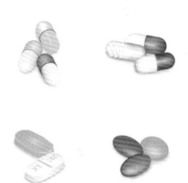

脉硬化斑块稍微缩小。许多大型临床试验结果表明,他汀类药物是非常有效的,也是非常安全的,人们如果按照推荐剂量服用,很少会出现副作用。冠心病患者服用他汀类药物,不仅降低了胆固醇,还可以减少高达40%心脏病发作的风险,降低高达40%的心脏手术机会,至少降低20%~55%的卒中风险,最终降低30%的死亡风险,而这还不是全部。最近一项涉及超过2万人的临床研究表明,即使最初胆固醇水平正常,开始用他汀类药物治疗依然能够降低冠心病和脑卒中的发病风险,还可能有助于预防老年痴呆症。因此,很多医生鼓励从一开始就在专家指导建议生活方式管理的同时服用他汀类药物治疗。当今市场上的几种他汀类药物似乎都对LDL-c的降低有同样的好处,不过它们的一些属性还是不同的。

≫ 他汀类药物的副作用

大多数人服用他汀类药物不会有任何副作用,但少数人会有,最常见的有轻微的胃部不适、嗳气、恶心、腹泻、便秘或肌肉无力;严重的反应包括肝损伤或肌肉分解,但发生频率非常低。虽然这样,但是医学专家仍然建议,患者在开始服用他汀类药物治疗前应检测血液肌酸激酶(肌肉损伤的血液化验指标,缩写为CK)。如果服药后出现肌肉损伤的任何迹象,包括尿色加深或有严重的肌肉疼痛、肌肉触痛,即使具有正常的肌酸激酶水平,仍旧可能有与他汀类药物相关的肌肉不良反应。

另外两种衡量肝功能指标的特异性标志物的血浓度检测为天门冬氨酸转氨酶(AST)和谷丙转氨酶(ALT)。应该在开始服用他汀类药物后3个月或至少一年化验一次,或任何时间患者出现了可能的肝病表现,如过度疲劳、恶心和呕吐等迹象,均应尽快就医进行化验。虽然服用他汀类药物之前推荐进行肾、肝功能检查,但我们应该知道,服用他汀类药物的同时出现肾脏或肝脏问题的整体风险不到1%。

饮用葡萄柚汁可以增加一些他汀类药物的药效,包括辛伐他汀、阿托伐他汀、洛伐他汀(但不包括普伐他汀)的效果。柚子中似乎含有抑制人体内破坏他汀类药物的一些酶,这使得每次使用相同剂量,但获得的药效很不确定。然而,人们一般晚上服用他汀类药物,如果早上喝一小杯葡萄柚汁应该不会引起不适。

≫ 其他降胆固醇药物

他汀类药物因其有效性绝对是治疗高胆固醇的首选。如果患者不能服用他汀类药物,也可以服用其他降胆固醇药物。事实上,由于它们的特殊性质,这些药物偶尔也会与他汀类药物一同服用。

● 胆汁酸树脂:在降低LDL-c或升高HDL-c方面并不像他汀类药物那样强大,但它们还是可以降低一部分胆固醇水平。胆汁酸树脂如消胆胺(商品名:考来烯胺)是非常安全的,也可以在医生的指导下与他汀类药物合用,可能是因为它们能引起便秘、腹胀、恶心或排气,服用这种药物需要喝大量的水,因此,此药并不受欢迎。

● 烟酸:又称维生素 B_3,相比他汀类药物,降低 LDL-c 并不太有效,主要是降低三酰甘油,但是有可能更好地升高 HDL-c。烟酸价格便宜,常见的副作用为面部潮红或潮热,有时是无法忍受的。处方给予长效形式往往能更好地耐受。需要引起注意的是,长期服用此药会引起一种叫作糙皮病的烟酸缺乏症,其特点是引起皮肤、消化系统和神经系统的问题。通过改进饮食,这种副作用不再是什么大问题,但此药并没有明确可靠的治疗动脉硬化的作用。

● 贝特类药物(如吉非贝齐、非诺贝特和氯贝丁酯):在降低 LDL-c 时也没有他汀类药物有效,而是对降低三酰甘油效果更好,有时和他汀类药物合并使用。贝特类药物的副作用非常罕见,包括恶心、腹泻、胃部不适、易灼热和排气。此外,在极少数同时服用他汀类药物的情况下,贝特类药物剂量调整不当,可能增加药物引起肾或肌肉产生副作用,也可能会增加人们服用血液抗凝剂出血的危险。关于贝特类药物的研究发现,它们对降低总胆固醇和三酰甘油、减少心脏病发作和降低死亡的风险确实有好处。

● 选择性胆固醇吸收抑制剂(例如依折麦布):是在肠道内发挥作用的药,它一般耐受性良好,可以使那些不能应用他汀类药物的患者获益。目前,许多医生将此药与他汀类药物联合使用。最近的一项研究表明,依折麦布与他汀类药物的联合用药比单独他汀类药物降低 LDL-c 更有效,但是关于这种药物的长期使用对其影响并没有明确研究。依折麦布不能与胆汁酸树脂同时服用,因为胆汁酸树脂与其结合可使其失效。

常见问题

≫ 如果总胆固醇达到目标,但 LDL 仍高于目标可以吗

这是患者一种常见的误解,认为总胆固醇比低密度脂蛋白和高密度脂蛋白更重要。事实正好相反,对于那些冠心病患者低密度脂蛋白必须低于目标值 2.6mmol/L 或进一步低于 1.6mmol/L。如果总胆固醇达到目标,可能出现的一种情况就是低密度脂蛋白仍然高,高密度脂蛋白过低,两者相加所得的总胆固醇正常。

≫ 低密度脂蛋白(胆固醇)下降了,但高密度脂蛋白(胆固醇)同时也下降,怎么办

如果有心脏疾病,高密度脂蛋白(胆固醇)应该尽可能地升高,至少应达到1.0mmol/L。高密度脂蛋白(胆固醇)水平较低可能是因为体重超重、缺乏身体活动或者吸烟。要解决这个问题,首先要改变生活方式,包括控制体重、增加体力活动、戒烟等。如果高密度脂蛋白仍然难以达标,医生可能会使用药物(如贝特类或烟酸),以帮助提高高密度脂蛋白。

≫ 多吃纤维含量高的食物以及坚果、大豆或大蒜能够降低胆固醇吗

目前没有发现这些食物有降低胆固醇的作用。(有关食物对某些类型的胆固醇有哪些影响的更多信息,请参看68页策略9:饮食的自我管理)

≫ 不同时间服用他汀类药物有区别吗

医生一般建议患者在晚餐或睡前服用常规剂量的他汀类药物。因为人的身体在夜间比白天会制造更多的胆固醇。

≫ 他汀类药物多久才能起作用

服用他汀类药物通常是4~6周后有疗效,可出现血脂下降。医生通常在开始治疗后6~8周后复检化验胆固醇。

▶▶▶ 策略4:体育锻炼的自我管理

在日常生活中,很少有其他事情比被诊断为心脏病更能让一个原本健康的人感觉到无比脆弱。即便是心脏病没有发作,当医生严肃地告知你患有心脏病时,都会让人感到深深的不安。本能反应可能是想回家躺在床上,让心脏也好好休息。

几十年以来,医生们有同样的反应,他们经常让患者在医院或家里休息数

周，但是医学研究发现这种本能反应是错误的，运动其实对心脏是有益的，尤其是对冠心病患者非常重要。事实上，心脏病患者以体育锻炼为主的康复治疗可以增强心脏功能，帮助心脏更有效地工作。研究表明，对心脏病患者来说，康复计划中包括运动锻炼，或能使心脏病发作或脑卒中的风险降低 25%。

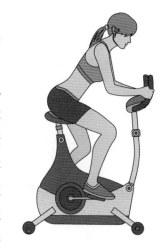

这是为什么呢？因为运动不仅可以增强心脏肌肉功能，还可以提高心血管系统的其余部分即动脉血管的健康。运动可以降低血压和增加高密度脂蛋白的水平，不仅能控制血糖下降，而且也能提高整体的耐受能力，在这个过程中进一步减少了形成血液凝块诱发心脏病发作的可能。实际上，有时经常锻炼的人可能会有心脏问题，但发生这种情况远比那些不经常锻炼的人少。

研究表明，经常参加体育锻炼对一个有过心脏病发作的患者是有好处的，可以降低心脏病患者 20%~30% 的死亡率。即使是每周运动一次，运动强度能够达到出汗，至少可减少 20% 脑卒中的发作。研究发现，女性快速散步，每周至少 3 小时，就可以减少她们患心脏病 30%~40% 的风险。体育锻炼甚至可以对抗一个心脏病发作给人带来的抑郁心情。毕竟人的大脑在同一时刻只能想一件事，当运动时，人的大脑就已经想不起来心脏病给人带来的脆弱感。

这并不意味着当诊断出心脏病后，第一件应该做的事是剧烈运动。运动需要在医生的专业指导下进行，这样不仅安全，还有益于身体的长期健康，不仅能减少心脏病的发作，还可以给生活带来更多的乐趣。

专业医学指南的建议

健康组织，如美国疾病控制和预防中心与美国国立卫生研究院现在提倡，"运动是良医"，成年人每天应至少锻炼 30 分钟。医学权威专家进一步建议，所有成年人至少每周锻炼 4~5 次、每次 60 分钟，这种中等强度的体力活动，不仅可以维持理想的体重，还可以带来其他益处。

对于那些身体有其他问题不便进行体育锻炼的人来说，专家的回答很简单："运动总比不运动要好，多做运动总归要好一些。"这些专家建议不仅专门针对心脏病患者，也针对大多数人。当今社会大多数人都缺乏运动，所以要不断提高全民运动的积极性。

美国心脏协会推荐有心脏病的人，每周运动3~4次，每次做有氧运动至少30分钟。有氧运动也叫有氧代谢运动，是指人体在氧气充分供应的情况下进行的体育锻炼。有氧运动在运动过程中，人体吸入的氧气与需求相等，身体的那些大肌肉群连续有力地运动，这段时间心率水平应该相应提高。通常应在最大心率的60%~75%，公式为：最大心率=220-年龄。比如说一位60岁的人，最大心率为220-60=160，那么运动时的心率应为160×（60%~75%）=96~120次，即心率保持在96~120次/分的锻炼才有效、安全。最重要的是，发现一项适合你的且能够坚持下来的运动。当然，在健身房健身、跑步、爬楼梯或其他任何形式的有氧运动都会起到锻炼作用，即使是跳舞、骑自行车、散步，只要做到经常运动并达到足够强度，就可以起到锻炼效果。

而这还不是全部，专业医学指南还建议，除了制订锻炼计划，还需要改变日常生活方式，让日常体力活动更加活跃。对于一些心脏病患者，这就意味着饭后散步或用走楼梯代替电梯，不要久坐看电视或更加积极地参与社交活动。

运动的重要性

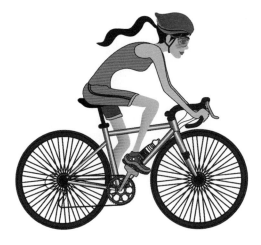

人体，当然包括心脏，天生就是为了运动而设计的。从石器时代直到大约30年前，重体力工作是大多数人的常态。今天，在世界许多地方其实还是这样。但在20世纪，随着工业社会的发展、科技的进步，我们的生活变得更加便利，但也因此人们变得越来越疏于运动。举个例子，古代人基本上都是步行，后来我们骑自行车,现在基本都是开汽车。

久坐使我们更加容易生病和受伤,肌肉减弱而体重却增加,关节变得僵硬,骨密度降低。许多疾病如糖尿病、高血压、冠心病、结直肠癌、抑郁症等急剧增加。冠心病则是头号杀手,诸如高血压和脑卒中等相关疾病对人体的伤害也很大。总之,是生活的舒适使我们罹患疾病。

其实在我们国家有超过一半的人根本不锻炼。他们有很多理由, 例如太忙了、没有时间、没有钱、没有场地、没有设备等。纠其原因,最主要的是我们没有锻炼的意识。在当今社会,科技不断创新,给人们带来更多便利的同时,也使人们越来越疏于体力劳动,我们不用离开沙发就能给电视换台。就像一部汽车是设计用来跑的,身体最初是用来为辛勤工作的,如果长期闲置,肯定会出问题。

什么时候开始锻炼都不迟,简而言之,只要有机会,就要多运动,哪怕只是散步,也能降低冠心病的患病率。对于一直锻炼的人来说,目标是提高自己体育锻炼的强度,增加运动时间。

让心脏运动起来

关于心脏的问题,人和人之间存在很大的个体差异,最初没有人知道心脏的承受强度、基础条件和最终达到的目标。当刚刚开始准备体育锻炼时,应该多向医生咨询,最重要的是保持最基本的安全底线。

实际上,任何形式的有氧运动都可以,只要能加快心率,坚持一段时间后心脏就会变得更强壮。如果能长时间坚持,那么心血管也会变得更健康。如果有什么秘诀,那就是持之以恒。大多数人,无论有无心脏病,开始锻炼容易,但是坚持下来很难,有一半的人在开始一项锻炼计划6个月内就放弃了。对于一个有心脏病的人来说,这可是性命攸关的事,也是必须要做的事。

如何确保半年后仍能继续坚持,并能使自己变得更强壮?很简单,选择真正喜欢的运动项目,好做的或者好学的,并且做起来很安全。如果能多有几种锻炼方式,那就更好了。确保锻炼方式能够符合自己的日常安排,而且花费上可以承担,让它成为生活的一部分。要以运动为先,比如说要去一个地方,是不是可以考虑走着去,而不是坐车;上楼可以考虑走楼梯,而不是坐电梯。我们必须重视运动锻炼。

现代生活节奏比较快,有些人喜欢在跑步机上锻炼,每天完成他们的目标步数;有些人喜欢在健身房用健身器材锻炼;有些人身边没有健身房和健身器材,而是换了一些其他的体育活动项目,如跳舞、游泳、骑自行车、快步走等,这些体育运动都很好,只要能使肌肉和心脏都运动起来,对人的健康就有好处。

哪种锻炼方式都可以,只要是一定运动量的有氧运动,并且能坚持不懈,对健康就大有好处。想要持之以恒,最好的方法就是选择自己喜欢的锻炼方式,这非常重要。此外,找到能一起锻炼的伙伴也是一个好办法。首先,有人陪伴不会觉得孤单;其次,可以互相激励对方,比如,今天不想去运动,你的伙伴就会提醒你、带动你,而哪天伙伴也不想运动,你又可以去提醒他,这样互相督促对大家都有好处,或者直接找一个人来监督自己。设定锻炼目标,也可以给自己提出一些承诺或奖励,多专注于锻炼取得的进步。以上这些小技巧可以有助于坚持锻炼。

> **小提示**
>
> 笔者提倡的"快步走",必须达到5000~6000米的时速,身上微微出汗,才能对心血管有益处,如果只是随随便便地散步,那么对心脏是没有这么多的好处。

不要小看"走"的作用,快步走是大多数人最常用的有氧运动方式。"走"几乎任何人在任何地方都可以做到,与朋友一起或遛狗时,除了一双舒适的鞋外,不需要特殊的装备,毕竟"走"是人类特有的基本的运动方式。

多大的运动量才合适

对于我们大多数人来说,多大的运动量才合适,答案是"还不够量"。当今大多数人根本就达不到身体健康需要的足够的体力活动,可以说大多数人几乎没有达到我们应该达到的运动量。为了健康的心脏,医学专家的建议如下。

❥ 每周体育锻炼至少 3 次,如果每天坚持则更好。此外,应该逐步增加日常的活动量。

❥ 每次运动至少做有氧运动 30 分钟,如果没有连续 30 分钟,把它分割开也可以,分为 2 个 15 分钟或 3 个 10 分钟。

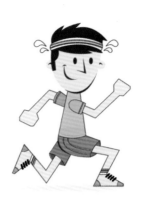

每次运动的强度,足以让心率加快到达个人目标心率,只有这样,才能强壮心血管系统。一个简单的衡量指标:运动到出汗。什么样的运动强度算过大了呢?使用"谈话试验衡量",如果你能在锻炼的同时进行交谈,就可以;如果锻炼的同时不能顺畅说话,也就是说话不能连续,那么就需要让自己慢下来(除非想成为一名专业运动员)。

小提示

如果运动引起胸部、手臂、下巴或胃部突然疼痛,出冷汗、恶心、呕吐、无力、头晕或头昏,且休息 3 分钟后症状还在持续,这时候就需要寻求医生帮助。

国际流行的运动方案

本书前面描述的体育锻炼方法是由美国心脏协会推荐的基本锻炼方案,可以把它看成是锻炼的最低限度。最新的医学研究表明,如果进行更全面的锻炼计划,不仅包括长期的有氧训练,同时还需要力量训练,这样不仅对心脏,而且对整体健康都会产生更大的益处。这一锻炼计划适用于各年龄组,包括老年人。目前在国际上最流行的运动方案如下。

　预热:5~10 分钟,做一个低级别的有氧运动(休闲散步、跑步机慢速度跑步等),增加心血管活动和肌肉的热身。

　有氧运动:20~60 分钟,快步行走、慢跑、骑自行车、游泳、跳舞、爬楼梯、交叉训练、划船或其他运动器械,心率提升达到目标心率,开始可以轻松一些,随着时间的推移逐渐增加运动强度和时间,以增加耐力。

　放松运动:5~10 分钟,继续有氧运动,但强度逐渐降低,一些有氧运动器械

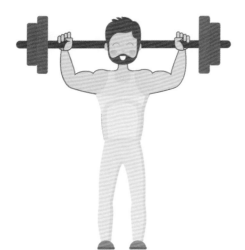

会有自动放松运动安排。

◉ 拉伸:5~10分钟,轻松拉伸各主要肌肉群。

◉ 力量训练:15~30分钟,使用举重、哑铃、健身带或者自重身体训练(仰卧起坐、下蹲、俯卧撑、抬腿)为每个主要肌肉群做力量练习,轮换肌肉群,不要连续2天锻炼相同的肌肉。

◉ 最终拉伸:5~10分钟,力量训练能缩短肌肉和肌腱,主要因为肌肉力量加强了,花几分钟的时间在锻炼结束时再次轻轻地伸展,并保持每个伸展10秒钟,一定不能急促。

在开始锻炼计划之前,需要咨询医生。

常见问题

》怎样才能知道自己的锻炼是否安全

如果不知道,就多去咨询医生。在开始锻炼计划之前,先咨询医生,医生会建议做一个运动负荷试验来明确锻炼强度。这不仅安全,还可以使医生有机会帮助量身订制心脏康复方案,以满足患者的特定需求,而且他们还能帮助患者制订合理的计划。医生会通过不断衡量运动强度来制订运动方案。

》是不是锻炼的时间越长、强度越大,效果就越好

通常时间长要比强度大好一些,但其实都很重要。如果锻炼的时间太短,不能增加耐力;如果锻炼的强度不够,不能增加力量,只有两者都同时达到才能使心脏和身体保持健康。医学研究已经很明确,走路时速达到5000~6000米,足以提升心率,保持心脏健康,和剧烈的运动具有同样的效果;但如果只是不增加心率的简单散步,效果则甚微。医学专家的建议是,走路的速度和走了多

久一样重要。

怎样才能知道自己锻炼过度了

如果出现关节或肌肉损伤,那可能是因为锻炼强度太大或时间太长。锻炼后会感到不舒服是正常的,毕竟肌肉和身体关节好长时间都没活动了。但是如果锻炼造成的不适使人感到不舒服、不愿意再继续坚持下去,那么就是锻炼过度,自己的锻炼计划需要做出相应的调整。必须记住,得到锻炼效果需要一段时间,"不能一口气吃成个胖子"。要有耐心、恒心,也需要逐渐提高运动强度,延长运动时间,不能太急。

如果锻炼时心脏病发作怎么办

大家都知道,锻炼当中有可能会心脏病发作,其实总体上来说发生频率很低,而那些能保持谨慎的人发生频率则更低。心脏病发作往往出现在那些不经常运动的人身上,刚刚开始做有氧运动或力量训练就增加到很大的强度,而不是逐步地适应后再增加强度。体育锻炼过度会造成心脏病发作其实是一种警告,提醒人们在锻炼的同时一定不能忽略心脏存在的问题,如果能够严格谨慎并坚持锻炼,好处远远超过风险。

冠心病患者能够进行力量训练吗

锻炼心脏最重要的也是最主要的形式是有氧运动。而举重和其他肌肉力量训练(俯卧撑、仰卧起坐、下蹲等)还可以强健心脏,对整体健康有益。最近的医学研究发现,每周肌肉力量训练至少 30 分钟,心脏病发作的风险会降低 20%,活动量少的人经过肌肉力量训练能提高有氧锻炼的持久力,对那些肌肉减弱的老年人,肌肉力量训练一样可以增加肌肉质量,逆转肌肉萎缩。最有说服力的证据是举重,它明显增加了骨密度,无论男女都一样有效。所以目前大多数专家建议做肌肉力量训练每周至少 2 次,交替或补充有氧锻炼。但是一定要记住,不能过度。

≫我已经进行了一段时间的体育锻炼,怎样评估效果

体育锻炼必须经历一段时间才能见效。如果坚持一定时间的体育锻炼,就会感到体力充沛、精神矍铄,是因为身体健康得到改善的同时,心理健康也有所改善。因为运动时人的大脑会释放一些化学物质,使人"自我感觉良好",同时还会真真切切地体会到心脏的变化。例如,人的静息心率会下降,劳累后会更快地恢复平常心率,连血压也会降低。最开始运动时,体重下降,这样可以减轻心血管系统的负担,经过一段时间后,看起来会有些变瘦,但是人的体重会增加,不必惊奇,这是因为强健的肌肉重量超过脂肪,但是肌肉的体积要小。

≫停止锻炼对身体有影响吗

大多数人都会有犯懒的时候,我们必须持之以恒。如果因为觉得无聊而停止锻炼,可以给自己制订一个运动方案,或者找一个伙伴来督促自己。记住,如果出于某种原因停止锻炼,当又重新恢复锻炼时,会发现自己的身体比当初停止锻炼时要虚弱许多,即使是运动员只要停止锻炼肌肉也会迅速减弱。建议停止锻炼的朋友,慢慢开始,逐步恢复到停止锻炼之前的水平。

≫看电视有害吗

当今社会,导致我们久坐的主要原因是长时间看电视。有的专家甚至说他们可以通过看电视的时间来估计患者肥胖和患有糖尿病的风险。医学研究也证实,每增加 2 小时看电视时间,就增加 23%肥胖和 14%患糖尿病的风险。现在提倡更积极的生活方式,每周看电视时间少于 10 小时,单这一项就能减少肥胖和糖尿病的发生率,最终能减少冠心病的发生。

►►► 策略 5:体重的自我管理

假如发明了一种新药,能降低心脏病、高血压、高三酰甘油的风险,并能提高高密度脂蛋白胆固醇,降低低密度脂蛋白胆固醇水平,降低患糖尿病的风险及血

糖水平,防止甚至逆转糖尿病,这么好的一种特效药,人们一定会找医生开。当然这只是一个假设,目前世界上并没有这样一种特效药。

但是人们需要做一件事,那就是减轻体重。所以如果一个人超重或者肥胖,用这个方法可以帮助自己恢复健康。

肥胖流行趋势

最近的调查显示,中国成年人中将近 2/3 超重或肥胖,而且数量还在增加。体重指数(BMI)>25 就是超重,超重问题如此普遍,影响到包括所有年龄段的人群,甚至儿童。发展如此快,医生称其是一种流行病,并得出结论:肥胖已经成为人们一个巨大的健康问题。

对肥胖的人来说,不仅仅是腰带紧、有点儿不舒服那么简单,肥胖已对人体健康产生巨大的影响:肥胖增加患有心脏病和许多其他疾病的风险,如糖尿病、卒中、关节炎、呼吸困难和抑郁症等。肥胖对人是非常有危害的。众所周知,吸烟有害健康,而因为肥胖减少的预期寿命和吸烟一样多。这绝不是危言耸听,如果长时间肥胖并置之不理,就可能明显影响人的健康。

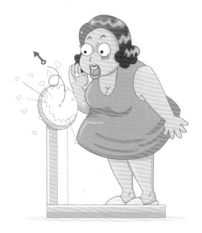

科学家们最近发现,食欲和肥胖与个人遗传基因有关,遗传基因影响个人营养的吸收和代谢的速度,使有些人比其他人更容易发胖。实际上,大多数人体重增加还是因为吃得过多和活动得太少。

小提示

当今的生活方式,越来越多的人变得肥胖是有其复杂原因的,现代医学已经明确指出其罪魁祸首就是"营养不良"以及久坐的生活方式。

如果已注意到自己的体重或腰围短时间内显著增加,就要提高警惕,这就是日后许多疾病产生的前提条件。如果近期感到自己的健康发生了变化,如出现严重的疲劳、肌肉无力或下肢肿胀,虽然这些表现任何人都可能在日常生活中出现,但是这些也是常见的亚健康表现。亚健康表现可能是导致人体力活动减少、体重增加的原因,所以在这种情况下应该求助医生,同时调整自己的生活状态。

专业医学指南的计算公式

大多数人可能感觉得到自己是否超重,但是怎样真正确定自己是否超重呢?自己正常的体重到底是多少?科学家们创立了一个计算公式,计算公式中考虑了体重和身高关系,即体重指数(BMI),还计算出了明确的体重不足和严重肥胖的标准。

- 体重指数计算公式:体重(kg)/身高$(m)^2$。
- 成年人 BMI 小于 18.5:低体重或体重过轻。
- 成年人 BMI 大于 25:超重。
- 成年人 BMI 在 18.5~24.9 之间:健康的标准体重。

瘦身工程管理

由于超重和肥胖问题已经成为流行问题,减肥也变成时尚,现在能在市场上见到种类繁多的食品、补品和饮料,宣称可以帮助人们减肥。实际上许多这样的商品是不可靠的,有些甚至是有害的。其实减肥很简单,就是消耗的能量比身体

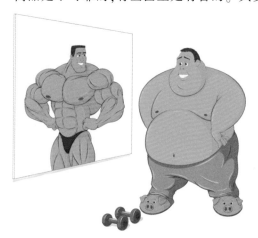

摄入的能量多。换句话说,就是人每天活动所消耗的能量要多于人每天摄入食品所含的能量。对于这个问题,人类和其他生物一样,通过燃烧燃料产生能量来维持生命,一个人每天的活动量越大,身体就需要更多的燃料(食物)。我们衡量食物中的能量,有时也叫热量,单位为卡路里(cal),1000cal 科学家们称为"一大

卡"，国际标准能量单位是焦耳(J)，1cal 约为 4.186J。很多科学研究发现，人的身体并不在乎能量来源，如吃进体内的蛋白质、碳水化合物和脂肪都可以转化为能量。实际上，低脂肪饮食与低碳水化合物饮食减肥的结果差别不大。因为没有人能够在消化食物时把碳水化合物、脂肪和蛋白质完全分开。还有一些专家认为，低碳水化合物饮食有它的优势，也就是人们需要找到最适合他们的方法。美国心脏协会强烈推荐要限制饱和脂肪的摄入量，因为并不是所有种类的食物都包含相同的能量，"脂肪"就是能量的最大储存形式，每克重量要包含比其他食物多得多的能量。能量的 3 种来源有碳水化合物、脂肪和蛋白质，1g 碳水化合物产生热能 4cal，1g 蛋白质产生热量也是 4cal，而 1g 脂肪产生热量最多是 9cal。

当摄入的能量比消耗的能量多时，多余的能量就会以脂肪的形式储存在人体内，人就会变胖；当食物短缺的时候，摄入的能量比消耗的能量要少，脂肪就会被分解，为人体提供必需的能量，其实是处于一种动态平衡。现代生活方式是"吃得多，运动得少"，平衡被打乱，因而体内能量过剩就形成了过多的脂肪，而且只增不减，肥胖就开始成为一种流行病。

即使生活方式的其他方面没有改变，仅仅靠少吃，就可以减肥；当然也可以不用节食，而是靠增加身体运动量来减肥。无论哪种方式，只要是能量消耗大于能量摄入，脂肪就会被分解。据统计，发达国家约 1/4 的成年男性和一半的成年女性正在努力减肥。当然，我们每个人体重多与少都与其遗传有关系，身体能量摄入和能量利用之间的平衡因人而异，但专家已发现控制体重最成功的方法是管理饮食、运动和激励策略相组合。

● 减少能量摄入：大多数人认为，减肥就是少吃脂肪类食物，而实际上是所有食物都要少吃，以减少摄入的热量。控制体重的饮食目标应该是以一种平衡的方式降低从各种食物摄取的卡路里总数，所以要养成阅读食品营养标签的习惯，要知道每种食物究竟有多少卡路里。

到底应该减少多少卡路里的摄入量？美国心脏协会建议：女性每天应摄入 1200~1500kcal，男性每天应摄入 1500~1800kcal 的热量。大多数人通常每天摄入超过 2000kcal，有些人甚至超过 3000kcal。因此，需要逐渐减少每天摄入的热量，以减轻并维持体重。

关键是我们每个人要知道自己身体实际所需的热量，关注每天摄入热量的总数到底是高于还是低于身体实际所需量。每天应摄入多少热量取决于目前的体重、身体活动水平以及健康对摄入热量的要求。最开始，应该在医生帮助下制订减肥计划。我们可以通过一个简单的公式得到每天需要的热量，如果很少运动，每天需要的热量=25kcal×体重(kg)；如果运动适度，每天需要的热量=30kcal×体重(kg)；如果体力工作者，每天需要的热量=35kcal×体重(kg)。这些数字是对每日所需热量的粗略估计，可以为大多数人提供参考。

下面是国际上推荐的一些健康饮食方式

○ 每天不超过 5~8 茶匙脂肪或食用油，包括在烹饪、烘焙中使用的脂肪或食用油(1 茶匙相当于 5g)。

○ 每天不超过 170g 瘦肉、鱼或去皮家禽肉。

○ 每周不超过 3 或 4 个蛋黄。

○ 每天 0.5~0.8L 脱脂或低脂奶制品。

○ 每天至少 1kg 水果和蔬菜。

美国国立卫生研究院也针对每日饮食脂肪的类型和数量(和食盐量)进行以下推荐

○ 总脂肪摄入量应小于摄入总热量的 30%。

○ 饱和脂肪酸摄入量应小于摄入总热量的 10%。

○ 多不饱和脂肪酸的摄入量应不超过摄入总热量的 10%。

○ 单不饱和脂肪酸摄入量应占摄入总热量的 10%~15%。

○ 胆固醇的摄入量每天最多 300mg。

○ 食盐的摄入量每天最多 5g。

对于这些不同类型脂肪的作用以及关于那些对减肥功效和心脏健康的饮食计划的相关知识，本书后面还会提及。

更多运动：虽然体育锻炼可以降低身体重量，但实际上单靠体育锻炼并不如减少饮食对体重有那么大的影响。此外，当结合饮食和锻炼一起来降低体重时，如果想要更快、更多地降低体重，就要更严格地管理饮食。最重要的是要有规律的锻炼才有助于保持体重，体重"反弹"的情况更多地出现在那些只注意饮食而不注重运动的人身上。当然,运动对心脏的好处是提高人的心肺功能。

对于体重管理,健康指导通常建议每周 3 天,每天步行 30 分钟,然后逐渐增加到 45 分钟的"激烈"步行,每周至少 5 天,最好是天天锻炼。该方案将有助于每天消耗 100~200kcal 的热量,并能提高整体健康,增强心脏功能。

实际上,在日常生活中,如果没有正式的锻炼计划,通过简单地增加体力活动还是可以获得同样效果的(例如,走楼梯而不要乘电梯或步行代替开车)。

亲友的支持:要想减少并控制体重,成功的关键是"坚持再坚持",但是谈何容易。减过肥的人都知道效果是非常缓慢的,怎样才能一直坚持是关键,如果能得到家人、朋友的帮助和鼓励是非常重要的,亲友可以通过肥胖者锻炼来发现微小的进步并给予鼓励;共同疏解生活中的各种压力;避免可能受到激发食欲的刺激,多数人都是和亲人一起生活的,设想一个要减肥的人,如果周围的家人每天都大吃大喝,每餐中也不注意脂肪的比例,整天久坐看电视、玩手机而不愿意运动,他(她)不可能成功坚持下来,生活方式往往在家庭内部相互影响。总之,来自亲友的支持应该是体重管理计划的一个重要部分。

如果应用本书以上介绍的减肥方法,也就是低热量饮食和运动结合,并包括亲友支持等行为疗法,预期 4~6 个月可减轻体重的 5%~10%,大多数人减掉这些体重通常足以改善许多与肥胖相关的疾病,当然有一部分人减掉这些还不够,需要减得更多。

更有力的措施:药物治疗和外科手术

在极端肥胖的情况下,特别是如果有些人的肥胖威胁了生命健康,医生可能会使用药物,甚至手术治疗。国际医学专家只对那些曾尝试非药物治疗没有成功的人推荐使用处方药减肥,其体重指数>30 或至少体重指数>27,并且具有与肥胖相关的疾病,除了饮食、运动和行为疗法外,医生通常会建议药物减肥。目前国际上已经批准用于减肥的药物分为两类:一种是抑制食欲,另外一种是减少消化系统对营养物质的吸收,但都只批准短期使用,大部分的减肥效果都相对有限。强烈建议有心脏病、高血压或其他严重疾病的患者不要使用。第一类药物有西布曲明,它能有效地促进减肥,但会增加患心血管疾病的风险,也没有直接的证据表明西布曲明可以改善健康。第二类唯一获得美国 FDA 批准的药物是奥利司他,有消化问题如胰腺炎或胆汁郁积的患者不能使用,还有许多其他禁忌,偶尔有腹泻的副作用,然而这种药物对患有心脏疾病的人是安全的。此外,还有其他一些药物正在研制中。

以前很少使用外科手术减轻体重,但随着微创手术的发展,近年来开始兴起。那些体重指数>40 或体重指数至少>35 且具有与肥胖相关的疾病,经过充分药物治疗无法有效减轻体重的严重肥胖患者,临床采用手术治疗。"减重手术"通过手术减小了胃内容量,让人饱得更快,减少了对食物的欲望。接受这种手术的患者最终减去 50%~60% 的体重,从而达到有效控制与肥胖相关的疾病。但是这种手术必须在生活方式和饮食习惯永久性改变之后体重仍然毫无改善的情况下才考虑,因为手术是一个激进选择,只要是手术就会有风险,可能需要多次手术才能完成,还可能导致贫血。然而,对于一些人来说手术是最后的选择,可能也是最好的选择。

常见问题

》减肥营养补充剂和中药有用吗

市场上可以买到许多非处方药的"减肥药"和减肥营养补充剂,均称能帮助减肥,包括壳聚糖、吡啶甲酸铬、共轭亚油酸、麻黄生物碱、藤黄果等。但很少有严谨的科学研究能证明这些补充剂是有效的。现在最流行的"减肥药物",即使是中药,也多含有麻黄,其目前是被医学界禁止减肥使用的,专家不建议过度使用任何非处方药。如果饮食变化,运动和行为治疗相结合,不能将体重减到正常和安全的范围内,那么应该到正规医院就诊,选择使用明确批准的治疗超重和肥胖的药物。

》快速减肥可行吗

国际体重管理专家建议最初的目标应该是减轻体重的 10%。达到目标的合理时间应该是在 3~12 个月之间。举例来说,如果体重指数为 27~35,在保证健康的前提下,每天合理减少热量摄入在 300~500kcal,可导致每周 0.2~0.5kg 的体重下降;如果体重指数>35,每天合理减少热量摄入在 500~1000kcal,每周会减 0.5~1kg 体重。这两种体重管理方案进行大约 6 个月就会减轻体重的 10%。过快减肥会更容易反弹并恢复原有体重,因为快速减肥大多需要采取剧烈运动和极端的饮食改变,甚至改变生活方式,而这根本无法长久坚持,所以当停止减肥时,体重会快速回升。更糟糕的是,快速减肥会引起其他健康问题,如胆囊结石等。

》有没有适合老年人的减肥方案

由于有许多限制,目前没有非常具体的关于老年人推荐的减肥方案。目的非常明确,年龄大不是无法控制体重的借口。医学研究证实,中老年人轻度超重不会增加心脏病发作的危险,根据这些医学研究发现,中老年人不必把体重减得过轻。值得关注的是,当控制营养摄入量,老年人比年轻人的体重下降得更明显。同时也必须提高警惕,中老年人在参与减肥计划时,有可能掩盖了一个潜在疾病引起消瘦的事实。因此,专家建议老年人减肥的好处与风险都需要仔细评估,在体重管理过程中需要仔细监测健康情况。

》商业减肥机构可信吗

有数以千百计的商业减肥机构大力推广自己的商业饮食和减肥计划。最好擦亮眼睛,好的减肥方案是基于强大的营养管理方案,而非承诺快速或简便减肥。当然,许多人觉得承诺在先是好的,但是这样事先承诺又违背基本的合理营养原则,结果只能通过激烈的行动来实现目标。这意味着两个结果:首先,势必损害健康;其次,几乎不会保持住所减轻的体重。如果你正在考虑一个商业减肥机构,那么要首先考虑减肥方案的合理性、可行性以及如果没有达到目标的情况下如何维权。

》低碳水化合物饮食好吗

现在流行的减肥饮食各种各样。最新的是"低碳水化合物"饮食,它强调减少主食量,在某些情况下甚至完全不吃主食,包括面食、大米和其他碳水化合物。低碳水化合物饮食是否健康,目前医学界尚无定论。许多营养专家并不提倡这种饮食,主要是因为控制体重多少与每日所食用的食物总能量有关,而不是只由碳水化合物多少决定,事实是碳水化合物是人体宝贵的能量,也是比较容易获得的来源,人体不摄入它们就意味着必须从其他来源获取能量,如脂肪、蛋白质,可能并不适合整体健康。而对于65岁以上的人,低碳水化合物饮食可能破坏他们的营养结构,这是非常有害健康的。如果要选择低碳水化合物的饮食,应该确保吃的食物中包含足够的维生素和矿物质。因为脂肪的摄入量增加,可能会影响人体的胆固醇水平,应该注意检查。

▶▶▶ 策略6:血糖的自我管理

汽车运行的燃料是汽油,人体运行的主要燃料是葡萄糖,几乎所有摄入的蛋白质、碳水化合物、脂肪,最终通过人体的消化系统均转化为葡萄糖化合物。血液中的葡萄糖保持一定平衡,如同在人体内工作着许多微妙的平衡一样,人体的血液中需要足够的葡萄糖,以保持健康,但如果太多又会对人体健康产生不利的影响。葡萄糖如何在特定时间吸收,又如何从血液进入身体细胞被分解利用,这全都是由胰腺分泌的激素(胰岛素)来准确调节的。如果把葡萄糖看作是一种能量来源,比如电源,胰岛素就是整个电路中的一个关键开关。当胰岛素的分泌调节出现问题,开关失灵,整个电路系统都会出现故障,人体由于缺乏能量开始感到虚弱、疲劳、饥饿,并常常烦躁。同时因为葡萄糖不能被细胞利用,从而导致血液中血糖值升高,即患上糖尿病。

据统计,中国糖尿病的发病人数已超过1亿,还有许多患者对自身情况根本不了解。糖尿病若控制不良,不仅损害血管,并最终可能导致大范围的全身性问题。如果损害较小的血管,可以伤害人的眼睛、肾脏和神经系统;如果损伤较大的血管,可导致心脏病和高血压;糖尿病也可引起男性阳痿和增加各种感染风险。

20世纪20年代,人们就已发现"糖症",其疾病致命性仍是不可避免的,患者通常身体缺乏能量,陷入昏迷,并迅速死亡。在1921年,加拿大研究人员从胰腺提取出胰岛素,并注入 10 个患有糖尿病的狗体内,成功挽救了它们的生命,随后的人体实验同样获得成功。他们的研究发现最终获得了诺贝尔奖。

从那时起,科学家就已经确定两种糖尿病:1 型糖尿病和 2 型糖尿病。1 型糖尿病主要问题是胰腺不能产生足够的胰岛素,让葡萄糖传递到人体的细胞内。这种形式的糖尿病通常是遗传原因,一般在年轻时就发病,但是比较少见。1 型糖尿病的治疗就是注射胰岛素。

我们最常说的糖尿病是指 2 型糖尿病,并不是因为身体不能产生足够的胰岛素,而是因为细胞上已产生胰岛素抗性,因此不吸收所需要的葡萄糖。2 型糖尿病通常出现在中老年当中,90%确诊的糖尿病患者患有 2 型糖尿病。通常情况下,这种糖尿病会导致胰腺制造额外的胰岛素,供给尚未产生抗性的细胞,药物治疗主要是增加人体细胞对胰岛素的敏感性,在病程较长的患者身上,胰腺可能因为过度劳累而枯竭,也需要注射胰岛素。

科学家尚不能明确 2 型糖尿病的病因,但似乎有明显的遗传倾向。也就是说,如果家人患有 2 型糖尿病,那么本人患病的可能性更大一些。然而,现在比较明确的是,选择饮食和生活方式对患糖尿病有显著影响。

暴饮暴食,尤其是进食很多如糖果、甜的食物和饮料、油炸食物、薯条等简单的碳水化合物,机体会快速转换为糖,血液中的葡萄糖严重超载,将对胰岛素生产系统产生巨大压力,并可能继续发展为胰岛素抵抗。慢性高血糖对身体的许多器官产生十分显著的影响,可导致失明、肾损害和神经系统疾病等。

在健康和糖尿病之间有所谓的"边界性"血糖,医学上常称为"葡萄糖耐量受损""高胰岛素血症",其实就是糖尿病的前期状态。可能血液中的葡萄糖大多时间保持正常状态,餐后的血糖较高会

小提示

超重或肥胖的人患 2 型糖尿病的可能性大得多,不健康的饮食习惯不仅会使体重增加,而且也会影响人体血糖/胰岛素的平衡。

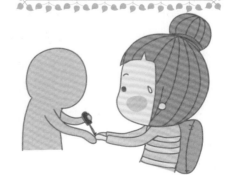

比健康人的持续时间更长,或者为了维持正常的血糖水平,血中胰岛素水平比健康人更高。虽然尚未达到 2 型糖尿病的水平,但是这并不意味着问题不严重,边缘高血糖往往会发展成糖尿病。

血糖化验

怎样知道自己的血糖是否过高?一个简单方法就是化验血糖,要保证结果是可靠的,就必须到正规医疗诊所进行化验。

糖尿病血糖标准

- 空腹血糖≥7.0mmol/L。
- 餐后 2 小时血糖(从吃第一口饭开始计算时间)≥11.1mmol/L。
- 随机血糖≥11.1mmol/L。

专业医学指南的标准

国际健康组织指导方针是,如果没有糖尿病,应该于 45 岁开始至少每 3 年检查一次血糖水平。

如果有下列任何问题,血糖检查应该更频繁

- 有心脏病、卒中或任何动脉粥样硬化性的心血管疾病。
- 体重指数(BMI)≥25。
- 血压>140/90mmHg。
- 高密度脂蛋白胆固醇为 1.0mmol/L 以下。
- 三酰甘油水平为 2.8mmol/L 或更高。
- 父母或兄弟姐妹患有糖尿病。
- 以往任何时候被告知已经有边缘性高血糖。
- 习惯性久坐。
- 产下超过 4kg 的婴儿或已经诊断为妊娠糖尿病。
- 已经被确诊为多囊卵巢综合征。

如果已经诊断出患有糖尿病则要经常进行血糖测试,以监测和控制疾病,测试的频率程度取决于糖尿病的类型和严重程度、正在接受什么治疗以及治疗效

果等。

此外,医生还经常检测"糖化血红蛋白 A1c(HbA1c)的水平",测试也称为糖化血红蛋白。血红蛋白是存在于红细胞内可以携带氧气的分子,在血液中存在更多的葡萄糖,糖化血红蛋白也就更多,由于糖化血红蛋白停留在人的血液时间很长,这个测试会了解在过去 3 个月的血液中葡萄糖的总体平均水平,不会像普通血糖检查仅仅是过去一两天的水平。当然,如果血糖测试前一天不吃饭也能获得较准确的化验结果。糖化血红蛋白不仅是反映人体长期血糖水平更可靠的指标,而且还能知道患者是否一直按照治疗方案在定期服药。如果要保持健康,需要糖化血红蛋白水平保持在 6.5%以下。关注健康的人应该知道自己的血糖测试结果,并了解这一结果对自己健康的意义。

血糖与心脏

为什么想要预防心脏病却要关注糖尿病?这是因为糖尿病患者患有心脏病的风险特别高,是没有糖尿病的人的 5 倍,如果他们患有心脏病,他们的心脏问题往往比那些没有糖尿病的人更严重。

大量医学研究发现,即使没有糖尿病,一般升高的血糖水平就已经提高了患有心脏病的风险。英国一个大型的糖尿病研究机构发现,糖化血红蛋白每降低1%,心脏病发作减少 18%,且所有与糖尿病相关的死亡减少 25%。其原因相当简单,首先,糖尿病患者常常 LDL-c 的水平高和 HDL-c 的水平低,这两者都导致动脉粥样硬化疾病发展得更快;其次,也趋向于具有更高的血压,这部分是因为患者超重;再次,会具有更大形成血液凝块的倾向;最后,在血液、血管系统诱发炎症,这些都与增加心脏病风险的可能性密切相关。

血糖的自我管理

如果已经患有心脏病,治疗的关键也是控制血糖水平。原因很简单,因为高血糖和出现严重的心脏问题之间有着非常明确的联系。好消息是,即使被诊断为"边缘性"高血糖,超重、肥胖或有糖尿病家族史,也可以通过自我管理预防糖尿病。如果已经诊断出糖尿病,也可以通过自我管理控制疾病发展。不足为奇的是,控制血糖水平自我管理策略,和本书的其他部分所见过的管理策略(饮食、控制体重、锻炼)是一样的,再加上适度的药物治疗,应该可以获得令人满意的效果。

曾经有许多人认为,食用含糖的东西太多会导致糖尿病,但从来没有任何科学证据支持这一理论。由于我们吃过的食物最终转化为葡萄糖,无论如何,最重要的是调控摄入的食物能量。如果食用大量的简单碳水化合物,如土豆、面包或大米,确实可以迅速增加血液葡萄糖的负荷。对于大多数人来说,是不用停止食用这类食品的,但是要控制摄入量。到底吃多少?这最终还是根据血糖测试的结果决定,国际卫生组织建议,简单来说,应该保持饮食低热量、低脂肪,营养均衡。如果实在想吃甜食的话,可以用人工甜味剂来替代。

若日常能够遵循这些基本的营养准则,那么血糖就可以降到接受的水平。一些营养学家和医生推荐应该根据所谓的 "升糖指数" 限制食物摄入量,也就是说,人体摄入食物后,血糖水平会迅速增加,这是食物对血糖负荷全面影响的量度指标。

升糖指数是指食入一定碳水化合物后血糖如何快速升高的相对比例,指数最高为100,它就是葡萄糖自身的数值,升糖指数超过60或更多则被认为是高的,对血糖控制不利。常见食物的升糖指数见表4。

表4 常见食品的升糖指数(GI)

食物类别	食品名称	升糖指数
糖类	麦芽糖	105
	葡萄糖	100
	绵白糖	83.8
	胶质软糖	80
	蜂蜜	73
	蔗糖	65
	方糖	65
	巧克力	49
	乳糖	46
	M&M 巧克力	32
	果糖	23
谷类及其制品	馒头(富强粉)	88.1
	黏米饭(含直链淀粉低)	88
	糯米饭	87
	速食米饭	87

(待续)

表4(续)

食物类别	食品名称	升糖指数
谷类及其制品	大米饭	83.2
	米饼	82
	面条(小麦粉,湿)	81.6
	烙饼	79.6
	玉米片(市售)	78.5
	油条	74.9
	玉米片(高纤维标签,市售)	74
	小米(煮饭)	71
	糙米饭	70
	大米粥(普通)	69.4
	玉米面(粗粉,煮粥)	68
	荞麦面馒头	66.7
	大麦粉	66
	大米糯米粥	65.3
	粗麦粉	65
	小米粥	61.5
	荞麦面条	59.3
	面条(硬质小麦粉,细,煮)	55
	燕麦麸	55
	面条(硬质小麦粉,干,细)	55
	黑米饭	55
	玉米(甜,煮)	55
	荞麦(黄)	54
	玉米糁粥	51.8
	玉米面粥(粗粉)	50.9
	黏米饭(含直链淀粉高)	50
	面条(干硬质小麦粉,加鸡蛋,粗)	49
	面条(小麦粉,干,扁,粗)	46
	通心面(管状,粗)	45
	黑米粥	42.3
	小麦(整粒煮)	41
	面条(白,细,干)	41
	面条(全麦粉,细)	37
	线面条(实心,细)	35
	黑麦(整粒,煮)	34
	面条(强化蛋白质,细,煮)	27
	大麦(整粒,煮)	25
	稻麸	19
薯类及其制品	马铃薯(烧烤,无油脂)	85
	马铃薯(用微波炉烤)	82
	甘薯(红,煮)	76.7
	马铃薯泥	73

(待续)

表4(续)

食物类别	食品名称	升糖指数
薯类及其制品	马铃薯(煮)	66.4
	马铃薯(蒸)	65
	马铃薯	62
	马铃薯片(油炸)	60.3
	炸薯条	60
	马铃薯(烤)	60
	甘薯(山芋)	54
	苕粉	34.5
	藕粉	32.6
	粉丝汤(豌豆)	31.6
	马铃薯粉条	13.6
蔬菜类	南瓜(倭瓜、番瓜)	75
	胡萝卜(金笋)	71
	麝香瓜	65
	甜菜	64
	山药(薯蓣)	51
	芋头(蒸)(芋艿、毛芋)	47.7
	西红柿汤	38
	雪魔芋	17
	朝鲜蓟	<15
	芦笋	<15
	西兰花	<15
	菜花	<15
	芹菜	<15
	黄瓜	<15
	茄子	<15
	鲜青豆	<15
	莴笋(各种类型)	<15
	生菜	<15
	青椒	<15
	西红柿(番茄)	<15
	菠菜	<15
水果类	西瓜	72
	菠萝	66
	杏(罐头,含淡果汁)	64
	葡萄干	64

(待续)

表4(续)

食物类	食品名称	升糖指数
水果类	桃(罐头,含糖量高)	58
	巴婆果	58
	葡萄(淡黄色,小,无核)	56
	芒果	55
	芭蕉(甘蔗,板蕉)	53
	香蕉	52
	猕猴桃	52
	桃(罐头,含糖量低)	52
	葡萄	43
	柑	43
	美国苹果	40
	苹果	36
	梨	36
	杏干	31
	桃(罐头,含果汁)	30
	香蕉	30
	桃	28
	柚子	25
	李子	24
	樱桃	22
豆类及其制品	黄豆面(有面粉)挂面	66.6
	黑豆汤	64
	四季豆(罐头)	52
	扁豆(绿,小,罐头)	52
	罗马诺豆	46
	青刀豆(罐头)	45
	小扁豆汤(罐头)	44
	黑豆	42
	鹰嘴豆(罐头)	42
	咖喱鹰嘴豆(罐头)	41
	青刀豆	39
	扁豆	38
	四季豆(高压处理)	34
	绿豆挂面	33.4
	鹰嘴豆	33
	利马豆(嫩,冷冻)	32
	豆腐(炖)	31.9
	利马豆(加10g蔗糖)	31
	利马豆(棉豆)	31

(待续)

表4(续)

食物类	食品名称	升糖指数
豆类及其制品	利马豆(加 5g 蔗糖)	30
	扁豆(绿,小)	30
	绿豆	27.2
	四季豆	27
	扁豆(红,小)	26
	豆腐干	23.7
	豆腐(冻)	22.3
	黄豆(浸泡,煮)	18
	蚕豆(五香)	16.9
	黄豆(罐头)	14
乳制品	酸奶(加糖)	48
	老年奶粉	40.8
	酸奶酪(普通)	36
	牛奶(加糖和巧克力)	34
	酸奶酪(低脂)	33
	脱脂牛奶	32
	牛奶	27.6
	全脂牛奶	27
	降糖奶粉	26
	牛奶(加人工甜味剂和巧克力)	24
	豆奶	19
	酸奶酪(低脂,加人工甜味剂)	14
	低脂牛奶	11.9
即食产品	棍子面包	90
	卜卜米(家乐氏)	88
	大米(即食,煮 6 分钟)	87
	白面包	87
	桂格燕麦片	83
	膨化薄脆饼干	81
	可可米(家乐氏)	77
	香草华夫饼干	77
	华夫饼干	76
	格雷厄姆华饼干	74
	苏打饼干	72
	小麦饼干	70
	面包(小麦粉,去面筋)	70
	即食羹	69.4
	小麦片	69
	面包(全面粉)	69
	面包(小麦粉,高纤维)	68

(待续)

表4(续)

食物类	食品名称	升糖指数
即食产品	新月形面包	67
	竹芋粉饼干	66
	面包(80%~100%大麦粉)	66
	营养饼	65.7
	面包(黑面粉)	65
	面包(80%燕麦粒)	65
	高纤维黑麦薄脆饼干	65
	面包(粗面粉)	64
	油酥脆饼干	64
	汉堡包	61
	比萨饼(含乳酪)	60
	酥皮糕点	59
	黑五类粉	57.9
	燕麦粗粉饼干	55
	爆玉米花	55
	重糖重油饼干	54
	荞麦方便面	53.2
	面包(50%~80%碎小麦粒)	52
	面包(黑麦粒)	50
	巧克力架	49
	达能闲趣饼干	47.1
	面包(小麦粉,含水果干)	47
	面包(45%~50%燕麦麸)	47
	大米(即食,热水泡1分钟)	46
	面包(50%大麦粒)	46
	达能阳光饼干	46
	面包(混合谷物)	45
	牛奶蛋糊(牛奶+淀粉+糖)	43
	全麦维(家乐氏)	42
	达能牛奶香脆饼干	39.3
	面包(50%~80%碎大麦粒)	34
混合膳食及其他	芬达软饮料	68
	软饮/苏打饮料	63
	冰激凌	61
	可乐/软饮	53±7

(待续)

47

表4(续)

食物类	食品名称	升糖指数
混合膳食及其他	橘子汁	52
	冰激凌(低脂)	50
	葡萄汁	48
	柚子汁(不加糖)	48
	菠萝汁(不加糖)	46
	巴梨汁(罐头)	44
	苹果汁	41
	可乐饮料	40.3
	芬达	34
	水蜜桃汁	32.7

肥胖或超重,特别是显著的腹型肥胖,与胰岛素抵抗密切相关,科学研究表明,减掉腹部脂肪能够降低胰岛素抵抗。普通肥胖的人只要减轻体重的10%,就能显著降低血液中葡萄糖的水平、降低胆固醇和降低血压,最终结果是降低心脏病的风险。当然,减肥和保持体重是非常不容易的,如何成功地做到这一点,请参阅"体重的自我管理"一节。

运动对于所有糖尿病患者或糖临界高的好处显而易见, 有较高血糖水平的人单独通过体育锻炼就可以显著降低血糖,原因并不完全清楚,可能是经常运动可以降低细胞胰岛素的抵抗,增加葡萄糖的吸收,其结果就是在血液中的葡萄糖水平下降。正在口服降糖药物的患者可以通过体育锻炼获得良好的血糖控制。大量科学研究表明,无论什么方式治疗糖尿病患者,长期规律的运动可以降低接近1%的HbA1c水平,糖尿病患者每周锻炼至少2小时,患心脏病或发生卒中的风险降低40%。当然有些糖尿病患者被限制了活动的能力(如心脏病或下肢血管疾病),所以选择最适合身体条件的运动项目。请参阅"体育锻炼的自我管理"一节。

控制血糖的药物

如果单靠饮食、减轻体重和运动不能将血糖控制在正常范围内,医生会建议口服降糖药物、注射胰岛素或两者结合。

大多数人无法通过改变生活方式控制血糖,最初开始用口服降糖药物,现在有许多这样的药物,并有大量的临床试验已证明其有效性和安全性。然而,每个种类的药物工作方式不同, 并可能具有不同的副作用。最常见的副作用是低血糖,就是血糖降得过低,患者开始会感到虚弱无力、头晕甚至昏迷,这可能需要患者和医生经过不断化验,根据结果修改治疗的过程,最终找到最适合的药物和剂量的组合,并使副作用降到最小,这是一个长期且复杂的过程。

一些口服降糖药物是通过鼓励胰腺比平常产生更多胰岛素的方式并产生治疗效果的,这就是为什么口服药物一般不能治疗 1 型糖尿病,因为其胰腺根本就不产生胰岛素。即使在 2 型糖尿病的患者中,这些药物过度刺激胰腺加倍工作,最终会使得自身产生的胰岛素耗竭,当发生这种情况时,就需要注射外来胰岛素来代替不再工作的胰腺。其实定时定点注射胰岛素可不是一件容易的事情,这需要一段时间,医生和患者才能共同设计出来适合胰岛素治疗的方案。胰岛素除了不方便使用以外,最主要的副作用是体重有一定的增加。

曾经认为,患者一旦达到注射胰岛素的阶段就不再需要口服降糖药物,但是事实证明,注射胰岛素并结合口服药物其实能更加有效地控制血糖水平,同时服用口服降糖药物,还能降低胰岛素的需求量,并在一天的过程中有助于平衡血糖水平。由于胰岛素和一些口服降糖药物,如罗格列酮和吡格列酮组合,可能会增加体液滞留和心脏衰竭的风险,如果同时服用这些药物务必进行监测。

常见问题

》如果患有糖尿病应进行哪些检查

糖尿病除了会引起心脏病,还会损害身体其他重要器官,检查以了解自己的病情是非常重要的。如尿常规检查,每年至少一次,以确定是否有任何肾脏损伤的迹象;此外,初次诊断为糖尿病后,不久就应该进行眼科检查,包括晶状体和眼底检查,然后每年一次眼科检查;下肢和双脚日常应该在门诊进行检查,至少每年有一次完整的足部检查,因为循环系统和神经系统共同损伤可以使下肢和双脚出现感染和溃疡;为了预防呼吸道感染,至少接种过一次流感疫苗或甲型流感疫苗。

≫ 控制血糖的目标是什么

如果能够保持血糖水平在正常或目标范围内,就可以相对控制糖尿病不出现并发症。2013 年我国老年糖尿病血糖控制目标值如下。

● 对新诊断、相对年轻、预期生存期>10 年、无并发症及伴发疾病、降糖治疗无低血糖风险、不需要降糖药物或者仅用单种非胰岛素促分泌剂降糖药物、依从性好的患者,可考虑将 HbA1c 控制到接近正常人水平。

● 对预期寿命长于 10 年、低血糖风险小、预计治疗获益大、有较好医疗支持的老年糖尿病患者,HbA1c 控制在<6.5%为最佳,相应空腹血糖<7.0mmol/L,餐后 2 小时血糖<10mmol/L,且减少血糖波动,并长期保持上述血糖水平。

● 对预期寿命小于 5 年、丧失自我管理能力的患者,HbA1c 可放宽要求,控制在<8.5%。

这种严格控制血糖水平很不容易,需要精心策划的饮食、正确的药物以及不断的坚持,还需要朋友和家人的支持,维持目标血糖,不仅会使自己感觉好,而且可能保持长期健康。

≫ 糖尿病能治好吗

糖尿病和冠心病一样,目前是一种不能治愈的慢病,但是也不要过度紧张,2 型糖尿病的胰岛素抵抗原因与体内多余的脂肪有关,减少这种脂肪能降低胰岛素的抵抗,对某些人来说糖尿病已经能够通过减肥、锻炼、改变饮食、药物等方法使疾病长期稳定。在极少数的情况下,通过严格的自我管理,甚至可以停止服用降糖药物,血糖仍能控制良好。在某些情况下,因为糖尿病无法治愈,还必须坚持健康的生活方式、保持适合的体重并警惕糖尿病反复。

≫ 胰腺移植能治愈糖尿病吗

现代医学日新月异,胰腺移植是可能的,但通常它们只限于严重的 1 型糖尿病患者。随着科学不断进步,移植胰腺的"胰岛细胞"而不是移植整个胰脏产生胰岛素,但在未来相当长的时间内,胰岛细胞移植仍处于实验性阶段。

≫胰岛素是不得已才使用吗

我们都知道,糖尿病之所以可怕,是因为它的并发症多、病情重且发展迅速。而胰岛素无疑是目前降糖效果最好的药,尽早应用胰岛素,有效控制血糖,可避免和延缓并发症的出现,早期使用胰岛素治疗,短期内有效控制血糖,并逆转"糖毒性"对胰岛 β 细胞的损害,从而保护胰岛细胞。而胰岛素的替代治疗,也为身体内的胰岛细胞提供了自我修复的时间。总之,治疗糖尿病并发症最好的办法是从诊断糖尿病开始采用最佳的治疗方法并尽快使血糖下降,以获得最佳的治疗效果。所以胰岛素是目前控制血糖、防治并发症的重要药物,提倡尽早使用。

▶▶▶ 策略 7：戒烟的自我管理

现在全世界都知道,吸烟有害健康。在我国吸烟是导致疾病和死亡的头号原因,我国吸烟者的数量估计有 3 亿人,每年造成近 100 万人死亡。吸烟对人类的杀伤力很大。吸烟导致一系列严重的医学疾病,对人体影响范围极其广泛,包括其他形式的癌症、阻塞性肺疾病、卒中、妊娠并发症,其中最重要的还是心脏病。

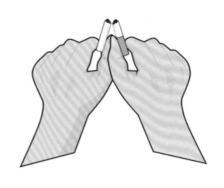

吸烟和心脏

吸烟如何导致心脏疾病？医学研究发现,吸烟者的动脉粥样硬化斑块形成的速度比非吸烟者快 50%,更重要的是,尼古丁本身会导致心脏问题。尼古丁会引发大量的肾上腺素在体内释放,导致血压明显升高。实际上不只是吸烟者,二手烟增加患者心脏病的风险可达 60%。曾患心脏病发作的患者如果继续吸烟,出现其他心脏问题的风险比非吸烟者高 50%。相反,如果在心脏病发作后采取戒烟,其未来发生心脏问题的风险能显著下降,这还不是唯一的好处。

科学研究发现戒烟之后

○ 20 分钟之内,人的血压下降到开始吸烟之前的水平。

○ 1 小时之内,血液中的一氧化碳水平开始下降。

○ 2~3 个月之内,肺功能改善 30%。

○ 1 年之内,患有心脏疾病的风险下降 50%。

○ 但是患病风险完全降低到一个非吸烟者的水平需要 5~15 年。

专业医学指南的建议

国际卫生组织,包括美国心脏协会,都给出了非常清晰的原则:如果吸烟,必须戒掉。而且现在越来越关注二手烟的污染,我国法律已经明文规定,禁止在公共场所吸烟。

著名作家马克·吐温曾经说过:"戒烟是我做过的最简单的事情,因为我已经做了一千遍。"在美国,所有的吸烟者当中,有 70% 的人曾经至少一次试图戒烟,而只有不到 20% 能够坚持到一年后,为什么戒烟那么困难?因为吸烟不仅仅是一个坏习惯,主要是吸烟会成瘾,其实就是尼古丁成瘾,烟草中的焦油和尼古丁等物质会导致患有肺癌和其他疾病,但它会让人明知道吸烟有害身体健康的情况下,仍然想要吸烟,甚至更多。烟草中的尼古丁如乙醇一样,是一种兴奋剂,不仅能够因刺激产生肾上腺素,增加心跳和血压,而且还影响人大脑内的神经递质,这些化学物质能够使吸烟者产生欣快感。而且欣快感来得非常快,只需要在吸入香烟后 7 秒尼古丁就到达大脑,但也不会持续很长时间,不到 1 小时其效果减弱,之后大脑就会渴望得到更多。当大脑没有得到下一支烟的刺激,人就会变得烦躁、焦虑、头痛,这就是尼古丁成瘾。

大多数人在十几岁就开始吸烟,他们最初可能只是受影视作品或者成年人的影响。据统计,有 80% 的吸烟者会后悔吸烟,但是尼古丁成瘾使他们很难戒烟。

人可能会通过强大的意志力独自改掉一个坏习惯,但戒除烟瘾需要一系列的方法措施。只有极少数人可以自己戒烟,大多数人需要得到外界的帮助。在大多数戒烟失败的例子中,当他们尝试戒烟时,只把吸烟当作一个习惯,而没有真正认识到吸烟的成瘾性，没有真正认清戒烟实际上是需要医疗和心理上的帮助，根本不知道有许多成熟的戒烟方案能帮助人减少戒烟的不适感，在本书中专家会推荐包括药物和心理咨询组合的戒烟方案。

如何戒烟

虽然戒烟艰难，但其实成功戒烟的"处方"很简单。

戒烟的"处方"

○ 首先，决定要戒烟。
○ 设计戒烟方案。
○ 得到亲友的支持。
○ 设定戒烟日期。
○ 最终，成功戒烟。

决定要戒烟：每年都有数以百万计的人会决定戒烟，然而，由于戒烟的不适感、戒烟失败的恐惧、改变熟悉的生活方式及放弃习惯动作，所有这些会给戒烟者带来难以想象的困难。决定要戒烟看似是一个简单的决定，其实需要克服巨大的障碍，最困难的部分不是决定，而是如何坚持。本书会介绍一些医学知识，可以帮助决定戒烟的人克服这些困难，让我们从积极的部分开始，想象一下成功戒烟的益处。

戒烟的益处

○ 身体会变得更加健康。
○ 体力会变得更好。
○ 增加自信。
○ 享受成就感。
○ 食物味道更好。
○ 提高嗅觉。
○ 屋内和衣服气味更好闻。
○ 呼吸更清新。
○ 皮肤更有弹性和光泽。

○家人不用担心吸二手烟。

○家人也更健康。

○节省很多钱。

　　以上罗列了一些积极方面,对个人来说,还有许多其他的好处。如果好处那么多,为什么许多人还会戒烟失败?下面介绍一下戒烟的不利方面,在开始阶段就会遇到非常严峻的挑战,包括:必须改变日常生活方式,以避免"怀念吸烟的乐趣";感到沮丧;出现不愉快的戒断症状;对失败的担忧;体重增加;得不到家人和朋友的足够理解和支持。

　　可以通过一种方式,就是把自己想要戒烟的原因罗列下来,让自己能够经常看到,在列表的顶部可以这样写:我要戒烟,要更加关心自己的身体,我会更健康,活得更长久。然后经常看看,以此来激励自己。

　　设计成功的戒烟计划可以通过医学辅助。由于吸烟成瘾既包括生理上的,又包括心理上的,需要解决两种成瘾,也就是说,可以同时药物替代烟瘾治疗和心理辅导。下面简单介绍一下国际上已经批准的 5 种可以帮助戒烟的药物,其中 4 种是尼古丁替代治疗药物:口嚼胶、吸入剂、鼻喷雾剂和贴剂。尼古丁替代产品降低戒断症状,但它们不像吸烟,其中不含有焦油或其他有害毒素,也不会上瘾。这些尼古丁替代药物都是相当有效的,而且可以无需处方购买。我们所需要做的就是找到一种最适合自己的治疗方式。第 5 种药物是抗抑郁剂安非他酮,多为缓释剂型,效果比其他药物稍差,当与尼古丁替代治疗药物配合使用时,效果会变得明显, 可以使戒烟成功率增加一倍 (安非他酮单独或与尼古丁替代药物共同使用,请结合医嘱),长时间使用可用于预防复吸。本药物禁忌:癫痫患者、酗酒者、严重的肝脏疾病患者、躁郁症者以及对药物成分过敏者。还有另一种药物,称为可乐定,也是有效的,由于存在潜在的副作用而不常使用,应该仅在一线药物都失败时才被使用。戒烟药物的优点和缺点参见表5。

表5 戒烟药物的优缺点

戒烟药物	优点	缺点
尼古丁口香糖	方便、灵活、简单,很多人都喜欢	会有一些人不喜欢它的味道,因为不得不经常使用,可能引起下颌疼痛
尼古丁吸入剂	很多人喜欢使用吸入器,因为动作感觉完全模拟吸烟	经常使用可以引起口腔和喉部不适
尼古丁鼻喷剂	给药非常灵活	经常使用会对鼻子和眼睛产生刺激
尼古丁贴片	一贴可以长时间使用	给药剂量、方式不够灵活,偶尔可以引起皮疹
安非他酮	一天一次,用药方便	可能会导致失眠和口干。药物存在明显禁忌证,如癫痫发作,还会造成饮食失调,过敏或不能与单胺氧化酶抑制剂类抗抑郁药共同使用

因为烟瘾是身体上和精神上的依赖,单纯依靠药物是不太可能完全戒除的。为了保证戒烟成功,并长期不再复吸,可以向许多不同的专业人士寻求帮助,包括医生、护士、心理医生、社会工作者甚至是牙医和药剂师。目前,我国许多大城市用公共卫生服务热线12320作为戒烟热线,提供免费戒烟的服务内容。国家卫生和计划生育委员会与世界卫生组织烟草或健康合作,目前已开通4008885531戒烟服务专线,为戒烟者提供咨询服务。使用戒烟热线可以使戒烟成功概率再增加一倍。

除了这些经证明有效的药物治疗和心理辅导外,也有人已经在尝试我国特有的治疗方法:针灸戒烟。还有其他一些可能有效的治疗形式,包括:催眠,逐渐削减香的烟正和负生理反馈技术,戒烟小组12步方案,限制环境刺激(治疗的一种形式),药物美卡拉明(除安非他酮或去甲替林之外的抗抑郁药)。最后,一些治疗药物也在积极进行实验,但都还需要一定时间进一步证明它们的疗效。

获得别人的支持

现代生活中,吸烟往往也是一种社交方式。在一些人多的场合时,人们常常会举起一支香烟,尽管在许多公共场所已经禁止吸烟。尤其当戒烟者自己身边的朋友都在吸烟时,常常被吸烟的朋友诱惑而导致戒烟失败。如果主动远离其他吸烟者,生活交往可能会受到影响,常常限制戒烟者的行为,困难重重,使得戒烟很难成功。在这些情况下,戒烟非常需要家庭和亲友的理解和支持,这对成功戒烟是至关重要的。这需要在全社会广泛的大力宣传,使所有人都明确吸烟的危害,并积极主动配合戒烟。

确定戒烟期限

下一步是确定一个具体的戒烟期限。这实际要比表面上看起来复杂得多。应选择很忙的一天,并且能够避免出入与吸烟相关的地方或社交场合;如果工作时吸烟更多,则应是选择不工作的时间,从周六或节假日开始均可;如果周末吸烟多,则选择周一或其他工作日开始。此外,选择某一天能够腾出一些时间,对成功戒烟给予某种方式的自我奖励。最后,告诉朋友和家人,并让他们能够支持你,并一起庆祝成功。当接近戒烟期限时,专家常推荐一个实用的"1周戒烟计划",如下所述。

第1天,写下所有的戒烟理由,并将自己的戒烟计划告诉所有的家人和朋友,停止购买香烟。

第2天,注意常常在什么时候、什么情况下抽烟,把要改变的日常习惯、行为方式都写下来,设想一种新的方式来放松身心,例如在手里拿一样代替香烟的东西。

第3天,想一想不买香烟而节省下来的钱可以买什么,写一个清单;并写下需要帮助时,谁能够提供支持。

第4天,清洁衣服洗掉香烟的气味,如果需要可以使用尼古丁贴片和尼古丁口香糖等药物。

第5天,想一想戒烟成功后的自我奖励,例如可以预约清洁牙齿。最后应扔掉所有香烟和火柴,以及收起打火机和烟灰缸。

第6天,在戒烟日,要让自己非常忙碌,改变日常习惯、行为方式,尽可能不要触碰可以提醒自己吸烟的东西,或者做一些高兴的事情分散注意力;提醒家人、朋友和同事我已开始戒烟,并要求他们帮助和支持。

第7天,当烟瘾来的时候,做一些与吸烟无关的事情,像散步、喝水、深呼吸,吃东西也很有效,比如胡萝卜、口香糖、爆米花等。

常见问题

≫ 戒烟后会有什么感觉

即使正在服用尼古丁替代药,仍可能会发生戒断症状。症状表现包括想要吸烟的欲望、易怒、烦躁不安、食欲增加、注意力无法集中、疲劳、焦虑、抑郁、便秘、嗳气和胃部不适。如果出现这些症状可以使用上述的应对策略进行自我管理。

≫ 怎样才能避免想要吸烟的欲望

无法避免。但可以采取措施,比如不去和吸烟有关系的地方或者做相关的事情,从而减少出现吸烟冲动的频率。此外,不要喝咖啡、软饮料和酒,所有这些都可能使吸烟的欲望更强烈。

≫ 想要吸烟怎么办

分散自己的注意力。尽量想点别的事情而不去想吸烟,虽然听起来很傻,但是很有效。很多吸烟的欲望来自于让人习惯了与吸烟有关的事物。当想要吸烟时,可以做一些别的事情,如散步、深呼吸、喝水、听音乐、跟朋友出行、洗澡、运动或忙于自己的工作或兴趣爱好,想要吸烟的欲望会逐渐消失。不管做什么,就是不能吸烟,如果想就吸一支,这样会使吸烟的欲望变得更加强烈。

≫ 戒了很多次烟都失败了,怎么办

不要气馁。其实一般人都是至少要戒烟两三次才能成功。尝试找出过去是什么原因导致重新开始吸烟,将如何应对这些诱惑。同样的道理,多想一些戒烟给自己带来的好处,然后再次尝试本书中介绍的自我管理方法。如果很难自制,就需要家人和朋友的帮助,坚持戒烟。

▶▶▶ 策略 8：药物的自我管理

可能大家已经注意到前 7 项自我管理策略不涉及一线药物，但是对于许多心脏病、高血压、高胆固醇血症和糖尿病患者来说，采取前 7 项步骤都是作为治疗的一个必需的组成部分，自我管理饮食、运动、体重和吸烟等，控制了疾病的主要危险因素。对于慢病来说，如果这些最初的步骤无法使病情得到控制，长期的药物治疗也是有必要的。事实上一旦确诊这些疾病，大多数医生就建议首先进行上述 7 项管理，而不是在一开始就使用药物治疗。

但是如果医生为患者开处方药物，那说明就目前状态服药是必需的！下面简单介绍一下在国际上与冠心病有关的一线治疗药物：阿司匹林和其他所谓的"稀释血液药"、β-受体阻滞剂、血管紧张素转换酶抑制剂、他汀类药物或选择其他一些降胆固醇药物。

这里的每一种药物都有不同的治疗目的。例如，阿司匹林和其他"稀释血液药"可以保持血液流淌通过心脏病中狭窄阻塞的动脉；β-受体阻滞剂和血管紧张素转换酶抑制剂可以帮助那些曾经有过心绞痛发作的患者，并且在特定的条件下，这些药物与其他药物还能组合应用。究竟如何组合应用最适合患者，主要由医生来制订，但是如果心脏病患者需要长期服用这些药物，则有必要知道一些药物间的相互作用或出现不良反应后的保护措施。

阿司匹林和其他"稀释血液药"

血液可以凝固是对人受伤时出血的一种自我保护。当然，在日常生活中，通过使用药物来减弱血液凝固的特性，会增加出血的风险。那为什么我们还要使用阿司匹林和其他"稀释血液药"呢？因为对于心脏病患者来说，由于冠状动脉硬化狭窄，狭窄处特别容易形成血栓，血栓可以减缓或阻塞冠状动脉内的血液流动，使心脏处于一种缺血缺氧的状态，进而引发心绞痛、心肌梗死。这就是为什么在与心脏病斗争中的关键武器就是可以抑制血液凝固的所谓的"稀释血液药"。阿司匹林效果明显并且价格低廉,是目前用于稀释血液的首选药物,当然也有其他药物。

阿司匹林

阿司匹林被称为心脏病的"新"灵丹妙药。至少在古埃及时代,治疗师已经知道柳树和冬青植物的树皮中含有的 "某种东西"可以减少疼痛。许多世纪以后,"某种东西"被认定为水杨酸, 是一种非常有效的止痛药和退烧药。但使用提纯的水杨酸治疗时会有一些副作用,就是引起恶心、严重的胃肠刺激。后来许多科学家试图研制毒性较低的衍生物, 但是直到19 世纪 90 年代德国化学家菲霍夫曼,因为他的父亲有风湿性关节炎, 所以就研制出了一种化合物"乙酰水杨酸",它不会对身体造成危害。菲霍夫曼创办了一家拜耳制药公司,还为其生产的

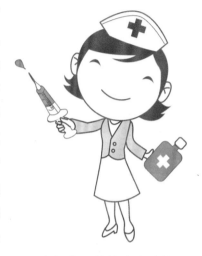

药物贴上了"特效药"的标签。这种药物一经问世,就一直领先于其他非麻醉性止痛药,它的名字就叫"阿司匹林"。

直到最近 30 年,医学专家发现,阿司匹林也是预防心脏病的"特效药"。只要每天服用 1 片阿司匹林,就可以降低心脏病发作风险并减少卒中风险高达30%。而这还不是阿司匹林的全部好处,近年来还发现,一旦有心脏病发作的迹象,立即服用阿司匹林就会大大降低心脏病的并发症和死亡的风险,在搭桥术、血管成形术、支架后,阿司匹林有助于预防动脉再次发生堵塞,保持动脉通畅。

阿司匹林不仅仅保护心脏,还可以降低卒中的发病率,在治疗肾脏方面,能够降低肠道出现问题的风险;另外,每天服用阿司匹林与发展中国家结肠癌前病变风险显著降低有关;长期使用阿司匹林可降低阿尔茨海默症(就是我们常说的老年痴呆)的风险。

事实上,现在并不完全知道它是如何起作用的。但目前较为清楚的是,阿司匹林是一种"稀释血液药"。20 世纪 60 年代,通过研究发现阿司匹林的正常剂量

可抑制血液中的血小板形成血栓的过程,通过预防血凝块的形成,保持冠状动脉内血液流动。最近,研究人员已经开始认识到血管的炎症也可导致心脏病,阿司匹林的消炎作用也有助于预防心脏病。

≫ 专业医学指南的建议

美国心脏病学会明确指出,坚持每天1片阿司匹林并终身服用。和其他的药物不一样,不同剂量的阿司匹林有不同的效果。医学研究表明,75~325mg(最常见的片剂剂量)阿司匹林每日服用一次是治疗心脏病的剂量;而再大的剂量则只起到扑热息痛的效果。如果最近有心脏病发作,如心肌梗死或心绞痛,联合应用氯吡格雷和阿司匹林至少9个月。如果不能忍受阿司匹林的副作用,可以采取氯吡格雷或华法林(见下文)来代替。

阿司匹林是目前市场上最安全的药物之一,这就是为什么它是一种非处方药,随便一个药店都可以买到。但是所有药物都会有副作用,阿司匹林破坏胃黏膜,偶尔会引起出血及溃疡。实际上这些风险是很小的,医学研究表明,100个人服用阿司匹林2年以上,其中只有1个人才会发生胃或肠出血1次。如果一直在服用阿司匹林,并且时常会有胃痛,特别是大便有时会变黑,应立即停止服用,并去医院进一步检查。

另外,由于阿司匹林抑制凝血,有时会抑制血凝块在需要它们的伤口处形成,会增加出血的倾向。这可能会导致一些小问题,如增加脆弱性青紫;比较严重的问题包括主要器官出血。如果大脑发生出血,则是一种灾难性的并发症。这种情况称为脑出血,实际上出现这种情况是非常罕见的。医学研究证实,1000人服用阿司匹林3年以上,只有1个人会发生脑出血。冠心病患者必须清楚,阿司匹林的好处远远大于风险,可以有效预防心脏病的发作并减少非出血性卒中。

当然,还是有少数人不能耐受阿司匹林,如果发现任何过敏反应,应立即去找医生解决。

对阿司匹林过敏的人,应避免服用;而由于阿司匹林是一种"稀释血液药",那些可能会有出血问题的患者,如血友病,应避免服用阿司匹林;出于同样的原因,预定准备进行手术的患者为避免出血增多,可能会被告知术前和术后几天停用阿司匹林。阿司匹林可用于冠状动脉搭桥手术的患者，如果已经采取其他"稀释血液药"，加入阿司匹林前应该跟医生说明情况，以决定是否加用阿司匹林。明确这些问题后，服用阿司匹林的好处远远大于风险。它价格便宜，使用安全，绝大多数心脏病的患者使用常规剂量即可。

≫ 其他止痛药和阿司匹林一样可以保护心脏吗

所有常用的非处方止痛药，包括对乙酰氨基酚、布洛芬、萘普生、吲哚美辛，只有阿司匹林已被证实可以保护心脏。布洛芬、萘普生、吲哚美辛也有抗感染特性，并能抑制血小板聚集，但是它们的效果是暂时的，而阿司匹林的作用是永久性的。目前针对阿司匹林的研究最多，它是一种非常便宜的非处方止痛药，因此可以被医生广泛应用。一些医学专家认为布洛芬不应与阿司匹林同时服用，虽然还没有最后定论，但是阿司匹林与其他一些止痛药同时服用，可能会增加对胃的刺激。

≫ 有涂层的肠溶阿司匹林是不是更好

制药公司宣称肠溶阿司匹林有助于防止对胃的刺激。但许多人服用肠溶阿司匹林后，仍有胃部不适的症状，他们会觉得买了更贵的阿司匹林效果却和平价的没有区别。但这不一定是药物的原因，很有可能是服用方法不对。肠溶阿司匹林应该是早晨空腹服用，并用大量水送服，服药后不能马上躺下，应该再坐一会儿或站一会儿，使上身保持直立，药片才能迅速通过胃，而不在胃中溶解，这样做才会减少对胃的刺激。

≫ 阿司匹林是不是剂量越大越有效

不是的。医学研究证实，阿司匹林每天口服一次，每次剂量75~325mg，提供可相同的心脏保护效果。即使剂量再小些，副作用也没有明显减小，而治疗的效果却明显减弱；若剂量进一步加大，扑热息痛的效果更明显，而预防血液凝固的风险却没变得更有效，但对胃的刺激则大大增加了。我们国内最常用的阿司匹林剂量是口服每天一次，每次100mg。

≫有食物能代替阿司匹林吗

医学研究表明,紫葡萄汁包含一种称为类黄酮的物质,能抑制血小板形成血栓,其他果汁如白葡萄汁、葡萄柚汁、橙汁都没有此效果,因为它们虽然也含有类黄酮,但是含量低。就像我们常说的许多食物都具有保健功能,但是不能替代药物的治疗作用。绿茶和红茶也有大量黄酮,但它们只能用于保健。一些科学家正在研究用巧克力抑制血小板凝血、促进血液循环的能力。巧克力中含有与类黄酮类似的物质,但事实上没有医生为心脏病患者推荐巧克力治疗,也许未来随着科技的不断进步,可能有食物替代阿司匹林,明确地说目前还没有。

≫是不是阿司匹林对所有人都有效

有 1/10 的人可能对阿司匹林有耐药性,阿司匹林不能防止血小板形成血栓。目前在临床上有一些检测化验,可以及时发现这个问题。

氯吡格雷

氯吡格雷是一种"稀释血液药",影响血小板形成血栓的作用与阿司匹林类似。研究发现,氯吡格雷在减少心脏病发作或卒中危险的疗效比阿司匹林略胜一筹,但是因为氯吡格雷的价格昂贵,如果患者因为有禁忌不能服用阿司匹林或者经济上能够承受,可以选择服用氯吡格雷。氯吡格雷的潜在副作用如对胃的刺激和出血与阿司匹林相同,引起皮疹则非常少见,更为罕见的情况是可以对白细胞产生不利影响。

美国心脏病学会提出,对不能服用阿司匹林的患者用氯吡格雷替代;对于发生心绞痛或心肌梗死发作的患者,一般规定阿司匹林与氯吡格雷合用至少 9 个月。

≫氯吡格雷如此有效,为什么医生还首先推荐阿司匹林

不首先推荐氯吡格雷的原因就是昂贵,而且只有大型医院才可以买到。氯吡格雷可能稍微比阿司匹林更有效,但阿司匹林既便宜又方便获得。大多数医生倾向于保守治疗,因为阿司匹林是一种老药,印象深刻,使用当然更多。

华法林

华法林是一种有效的血液抗凝剂,也就是"稀释血液药",常用于机械心脏瓣膜置换手术后和心房颤动患者,以防止形成血栓。机械心脏瓣膜对人体是一种异物,其表面极易形成血栓;心房颤动是一种心跳极不规则的心律失常,心房内也非常容易形成血栓。应用华法林的好处是预防心血管系统血栓的形成,可以大大减少脑卒中的风险。如果自己患有心房颤动,要注意医生是否开了华法林处方,因为这种药物对预防血栓尤为重要。现在我们国家还有很多心房颤动的患者,因为没有接受华法林药物治疗而发生偏瘫,生活质量降低,并且还需要家人照顾。

华法林还可以用于冠心病患者,与阿司匹林和氯吡格雷的好处相似,因此它被推荐于不能使用这两种药物的患者。但华法林是比其他两种药物具有更强效的血液抗凝剂,其结果是引起内部出血的风险更高,所以较少用于冠心病患者。华法林又极易受饮食和其他药物的影响,以至于患者服用时必须定期进行血液检查,以监测华法林抗凝血作用的变化。常用的化验名称为国际标准化比值,即INR,主要就是为了测量凝血的过程。INR 水平上升高于 3.0 时,会显著增加出血的风险,最适合的级别取决于患者的病情。使用这种药物最常见的出血情况,例如剃须时划破皮肤,导致流血过多,皮下出现青紫淤斑,经常流鼻血,刷牙时牙龈出血(罕见会有月经出血多)。这些小型出血的发生比较常见。严重出血较少见,例如脑出血和消化道大出血,一旦发生,非常危险。INR 水平受饮食和其他药物的影响非常不稳定,这就是需要认真和定期进行血液检查的原因,也是为什么华法林不被经常使用的原因。

》华法林是如此强大的稀释血液药剂,可以用吗

华法林的价值介于阿司匹林与氯吡格雷之间,并且需要一个处方。经常需要血液检查,有时频繁到两三天就要化验一次,这样算下来,总成本也是非常高的;如果住的距离医院比较远,也非常不方便,浪费在路上的时间也是不合算的。此外,如果不严密监测,可能会引起严重的出血。

β-受体阻滞剂

在面临突发事件时能引起人产生强烈的身体反应。动物也是一样,在面临外界压力时,也会产生"战斗或逃跑"的强烈生理反应。因为人的身体内部配备了各种神经通讯系统,化学和电信号会通过神经通路传递到整个身体。神经系统控制身体反应是通过β-肾上腺素神经递质。用神经信号来传递的物质,会对全身各个器官都产生影响,也会对人的心脏产生影响,使心跳加速,心肌收缩力加强,从而增加了心脏对血、氧的需求,帮助人准备面对压力的挑战。当人遇到突发事件时,这些反应都是正常的生理反应,除非患有心脏病时,在这种情况下,同样的身体反应本来是用来帮助人,反而却对人造成伤害。

β-受体阻滞剂是苏格兰科学家詹姆斯·布莱克爵士于20世纪60年代发明的,可阻止如上所说的神经系统信号,减弱心脏对这些神经系统的反应,使心跳减慢,心肌收缩力下降,从而降低心脏对血、氧的需求。进一步研究发现,β-受体阻滞剂可减轻心绞痛的疼痛。此外,β-受体阻滞剂还有助于减少下一次心脏病发作的机会,也可以降低心脏病死亡率至少25%,而且β-受体阻滞剂还能预防和治疗心律失常、心力衰竭以及高血压,减轻心脏负荷,降低心脏病发作期间对心脏的伤害。

≫专业医学指南的建议

詹姆斯·布莱克爵士的这个发现获得了诺贝尔奖,β-受体阻滞剂已成为心脏病用药的基石。心绞痛、心肌梗死、心力衰竭,如果有其中任何一项,医生都会开β-受体阻滞剂,并且要求一直服用下去。多年来已经发明了多种β-受体阻滞剂,包括醋丁洛尔、阿替洛尔、比索洛尔、卡替洛尔、卡维地洛、拉贝洛尔、美托洛尔、纳多洛尔、普萘洛尔、索他洛尔等。

β-受体阻滞剂种类比较多,如何使用将取决于患者的心脏状态、能否耐受药物副作用对人的影响以及医生个人的偏好。此外,β-受体阻滞剂在人体内的半衰期不同,也就是药效持续的时间长短不一样,长效的β-受体阻滞剂服药的次数更少,更多被使用。如何使用β-受体阻滞剂及药物疗效,最终还是由患者和医生相互配合共同决定的。

大多数人服用 β-受体阻滞剂很少出现副作用,出现的副作用对人的影响也是轻微的,会随着时间推移而消失。易疲劳是最常见的副作用,运动员服药后可能觉得他们无法达到自己的最高水平;性功能障碍也可能与 β-受体阻滞剂相关,但是这两种副作用的实际发生率并不高,每 1000 个人可能只有 5 个人发生。由于心脏病本身也可以引起这些相同的症状表现,因此不能错误地认为都是 β-受体阻滞剂惹得祸。不常见的副作用包括患者的外周血管疾病加重、腿部的动脉可能变窄、运动时会感到腿部肌肉疼痛。极少数患者可能会出现心跳减慢,严重的会觉得虚弱或头晕。如果遇到这些副作用,一定要告诉医生,不要擅自停药。在一般情况下,β-受体阻滞剂疗效肯定,安全性良好,很少出现副作用。

如果已经有心率缓慢或者曾出现过心率缓慢,需要安装心脏起搏器,则不应该服用 β-受体阻滞剂(最终由医生决定);如果有哮喘,β-受体阻滞剂可诱发或加重哮喘症状,如果是轻至中度哮喘,某些类型的 β-受体阻滞剂可能是安全的。对于绝大多数患有心脏病的人而言,β-受体阻滞剂的好处远远大于风险。如果担心可能出现的副作用或风险,可以和医生商量试用一个阶段,如果不能耐受 β-受体阻滞剂,再停药也不迟。

≫ 患有慢性阻塞性肺疾病或肺气肿的人可以用 β-受体阻滞剂吗

慢性阻塞性肺疾病(COPD),也称肺气肿或慢性肺病,是非常常见的疾病,限制了人的呼吸功能,并且患者往往需要用许多药物,而 β-受体阻滞剂可影响身体的许多器官,包括肺,所以那些严重的患者不宜使用 β-受体阻滞剂,而那些患有轻度肺部疾病的患者则可以给予 β-受体阻滞剂。某些 β-受体阻滞剂具有"心脏高选择性",这意味着它们的作用专门针对心脏,而对肺的影响微乎其微,COPD 患者如果使用这些 β-受体阻滞剂,如美托洛尔和比索洛尔等更安全。

≫ β-受体阻滞剂滴眼液对心脏有影响吗

某些类型的眼药含有 β-受体阻滞剂,用于治疗青光眼,即使药物用在眼睛上,但是也会有极小的可能被吸收到体内而影响心脏,所以医生开处方眼药水时,要确保医生已了解你正在服用的所有药物。眼药水和β-受体阻滞剂可以同时使用,只需要严密的监督和注意用量即可。

≫ 心力衰竭患者能用 β-受体阻滞剂吗

心力衰竭是心脏的输送血液或充盈血液的功能受损。由于β-受体阻滞剂导致心脏放松,过去认为这样会使心力衰竭症状加重,但是医生们经过长期研究发现,这种药物会治疗受损的心脏,部分人可恢复心脏的功能。现在β-受体阻滞剂已成为心力衰竭治疗的必需选择。在心力衰竭的患者中,β-受体阻滞剂必须以极低剂量开始,然后缓慢增加,但长期用药会产生明显的好处。

≫ β-受体阻滞剂能长期应用吗

β-受体阻滞剂长期应用是合理方案。如果患有冠心病、高血压等慢病,许多药物都应该长期服用,β-受体阻滞剂用的时间越长疗效越明显。在之前一段时间里,曾有一些医生提出质疑,长期应用β-受体阻滞剂可能会影响糖脂代谢,但经过大量的实践研究证明,长期应用β-受体阻滞剂是非常安全且合理有效的。

血管紧张素转换酶(ACE)抑制剂

机体内含有一种称为血管紧张素Ⅱ的酶,会导致血压升高。正如在策略1中所述,高血压会使人的心脏更加努力地工作。心脏病患者的心脏已经很脆弱,如果还要更加努力工作,将进一步损害心脏,恶化现有的心脏疾病,甚至导致心力衰竭。在巴西西南部的香蕉种植园中,工作人员被蝮蛇咬伤后会出现一种典型的瘫倒,他们的血压会突然下降。在20世纪60年代后期,科学家发现了其原因,蛇的毒液中有一种强有力的抑制血管紧张素转换酶正常运作的物质,科学家推断,如果这些酶可以抑制低于正常血压的下降,那么它也能使高血压降到正常水平。这正是所谓的"ACE抑制剂"的由来。

20世纪90年代发现,ACE抑制剂不仅仅能有效地降低血压,而且还能提高心力衰竭和心脏病发作患者的生存率。在心脏病患者中,在其已服用阿司匹林和β-受体阻滞剂的基础上,还能进一步减少发生脑卒中危险的20%,减少心脏病发作危险的 25%，降低心脏病发作或卒中死亡率的 30%。此外，研究人员还发现 ACE 抑制剂可以减缓糖尿病相关的肾脏疾病的发生发展。

≫ 专业医学指南的建议

专家建议，如果一个人患有心脏病，就应该使用 ACE 抑制剂，并终身服药。如果一个人因为冠状动脉变窄诊断出心脏病，但从未有过心脏病发作或心力衰竭，可能仍然需要应用 ACE 抑制剂。

≫ ACE 抑制剂的副作用

ACE 抑制剂的最常见副作用是干咳，这会影响 5%~10% 的服药者。如果咳嗽得比较厉害，已经影响到正常的生活，医生可能会建议使用别的药物，最常用来替代的是血管紧张素 Ⅱ 受体拮抗剂（ARB，如下所述）。另外，有些人在第一次服用 ACE 抑制剂时会感到头晕，但这种症状通常随着时间的推移而降低。ACE 抑制剂的其他不太常见的副作用包括疲劳、头痛、胃部不适、皮疹。如果遇到任何这些副作用，一定要告诉医生，不要擅自停药。

ACE 抑制剂其他的风险还包括 ACE 抑制剂偶尔会增加肾脏的功能负担，因此患有严重肾脏疾病或肾衰竭的患者，应用 ACE 抑制剂前需要咨询医生，其实 ACE 抑制剂本身可用于预防肾衰竭的治疗，特别是在患有糖尿病的人。ACE 抑制剂还有升高血钾的风险。有些人对 ACE 抑制剂过敏，当然不应该服用这种药物。但总体而言，服用 ACE 抑制剂的受益巨大，其风险和副作用可以接受。

≫ ACE 抑制剂和血管紧张素 Ⅱ 受体拮抗剂之间有什么不同

ARB 类药物和 ACE 抑制剂一样，可降低高血压，还能治疗心力衰竭。ACE 抑制剂如果出现患者不能忍受的干咳副作用，通常更换为 ARB 类药物。ARB 类药物被认为是 ACE 抑制剂的"替补"。因为 ARB 类药物是一类相对较新的药物，临床刚刚开始使用，但 ARB 类药物同样有降低心脏病的发作和卒中风险的作用，对于心力衰竭也有强大效果。ARB 类药物已经进行深入的研究，其疗效毋庸置疑。

≫心脏病发作之后

患者一旦发作过一次心绞痛或心肌梗死，并因此需要住院治疗，今后再遇到第二次、第三次心脏病发作的概率是很高的。这时医生可能会一起使用多种药物，以尽量减少未来再发生心脏病的风险。

专家建议，如果已有过一次心脏病发作，应该联合服用以下药物

○ 阿司匹林，75~325mg/d，或者采用氯吡格雷，75mg，每天一次替代。

○ 如果有心肌梗死，前9个月氯吡格雷和阿司匹林一起合用。

○ β-受体阻滞剂，除非有禁忌。

○ 他汀类药物，特别是低密度脂蛋白胆固醇仍然超过 2.6mmol/L。

○ ACE 抑制剂。

○ 如果有心功能不全或心力衰竭，如呼吸急促、双腿水肿的症状，服用 β-受体阻滞剂，如螺内酯或依普利酮。如果有肾脏问题或高血钾倾向，这些药物应谨慎使用。

事实证明，这些药物对那些患有心脏病的患者，长期应用是可以获得良好治疗效果的。

▶▶▶ 策略 9：饮食的自我管理

自我管理饮食是本书自我管理策略中关键的一节。有句老话说"病从口入"，过去是指人们摄入不干净的食物导致生病。其实冠心病、高血压、糖尿病、高血脂亦是如此。现代的生活方式导致许多人体重超重，容易患上多种疾病，最主要的原因是我们吃得多、运动得少。近几十年出现一种显著的趋势，就是每天吃的食物的平均分量在增加。这些变化可能只是每天增加一点点，但是日积月累，所有食物加起来就会明显增多。食物过剩，多余的能量被储存下来，这就是体重不断增加的原因。不光是食物的分量在不断增加，每餐都吃什么与吃多少一样重要。如果每餐都吃大鱼大肉，这些高热量、高脂肪的食物对人的心血管系统会产生极其不利的影响，不但影响心血管系统，而且对全身的健康也会产生影响。

关于健康饮食的最佳方案,科学家大多是通过"观察性研究"得出结论。观察大量人群并长时间的跟踪,获得有关饮食的健康经验已经很明确,如何饮食是直接影响血压、血糖、胆固醇和肥胖的重要因素。

重建食物金字塔

一谈到健康饮食,我们就会想到"食物金字塔",其形象地向大家展示每天应该吃什么种类的食物及如何配比最恰当。金字塔的底部代表这些食物应该在饮食中所占比例最大,如大米、面包、谷类、粉面类食物等。金字塔的顶端代表建议食用最少,如食用油、黄油、人造奶油等脂肪类食物。在这两者之间是其他所有类别的食物:水果和蔬菜、乳制品和肉类(图1)。但是在过去的三四十年已发生改变,通过一些超大规模、超长年限的研究已经明确,"食物金字塔"的一些地方是存在偏差的,并进一步将"食物金字塔"的每一层分析得更详细,它比开始更复杂一些。"食物金字塔"实际上是一种高淀粉比例饮食,可能导致久坐人群肥胖和其他健康问题,与细粮相比,全麦食品对健康的影响更小;已发现的水果和蔬菜具有预防多种疾病的特性;虽然有些脂肪确实对人有害,但需要特别强调,还有一些脂肪对人是有益的。

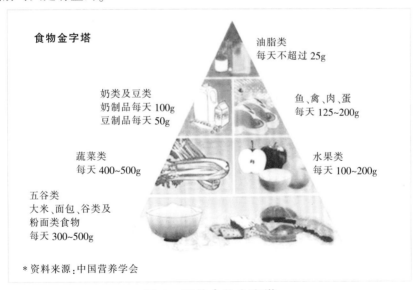

图 1　旧的食物金字塔

世界卫生组织正在修订"新的食物金字塔"(图2)。一些专家提出,全谷物食物和植物油包括橄榄油、菜籽油、大豆油、玉米油、葵花籽油、花生油,形成"新的食物金字塔"的基础。以上每层按顺序分别为蔬菜和水果、坚果和豆类,再上一层是鱼、禽、蛋类。在顶部,代表食用的最少的,将是红色肉类、黄油和精制碳水化合物。乙醇,也就是酒精,我们将在下文进行阐述,建议适可而止。这种新的金字塔正在被广泛接受,它比旧的金字塔更加健康。那些按照"新的金字塔"饮食的人,其患慢病的发病率比其他人更低,主要是患心血管疾病的比例大幅度下降了,其中女性下降了30%,男性下降了40%。

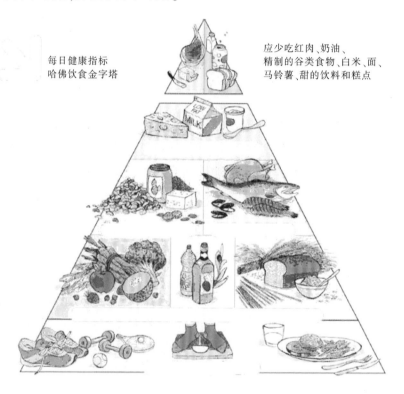

图2　新的食物金字塔

美国心脏病学会也已经修改了饮食指南,具体指导方案如下

○各种水果和蔬菜,并且每天至少选择吃5种。

○吃各种谷物产品,包括五谷杂粮,并且每天至少选择6种。

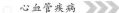

○ 选择不含脂肪和低脂肪奶制品、鱼、豆类(豆)、去皮家禽肉和去掉明显脂肪的瘦肉。

○ 选择的脂肪少于2g,如人造黄油。

○ 食用油应使用含有不饱和脂肪酸的植物油,如菜籽油和橄榄油。

○ 尽量选择较少含有饱和脂肪、反式脂肪和胆固醇的食物。

○ 限制高热量、低营养的食物,如含糖的软饮料和糖果。

○ 每天吃盐少于6g。

≫ "好"的和"坏"的脂肪

人的血液中存在"好"与"坏"的脂肪,饮食中不同种类的脂肪、油类对人体胆固醇的影响效果不同,"坏"脂肪包括饱和脂肪、反式脂肪(反式脂肪酸)和胆固醇。许多工业制造的速食食品中添加人工合成的反式脂肪,反式脂肪就是看起来质地比较硬的人造黄油,市场上销售的饼干、糕点、薯条、洋葱圈和甜甜圈等休闲食品中通常都含有。过去科学家们都专注于饱和脂肪的危害,但反式脂肪同样会增加"坏"胆固醇(LDL),也会减少"好"胆固醇(HDL),没有其他任何食物会对这两方面都有这么严重的不良影响,实际上反式脂肪损害动脉不亚于或超过饱和脂肪。

> **小提示**
>
> 饱和脂肪存在于全脂牛奶、奶油、冰淇淋、全乳酪、黄油、猪油和红肉以及棕榈油和椰子油。

我们现在越来越清楚地了解到一些油类对人体有益,其有助于降低"坏"胆固醇水平,并提高"好"胆固醇水平。这些好的脂肪包括多不饱和脂肪和单不饱和脂肪。多不饱和脂肪主要有芝麻油、大豆油、玉米油和葵花籽油以及许多种子和坚果。单不饱和脂肪主要有橄榄油、芥菜籽油、花生油以及鳄梨(也叫牛油果)。医生会鼓励尽可能使用多不饱和脂肪及单不饱和脂肪,但也要注意,即使是这些"好"

> **小提示**
>
> 胆固醇存在于在大多数动物性食物里面,也就是肉,尤其是内脏,如肝脏或心脏以及蛋黄、奶制品,只是含量不同,如鱼和家禽胆固醇的含量就比较少。

脂肪,也不能多吃,应适量食用。

≫ 鱼和心脏病

居住于北极的因纽特人患心脏病比其他地方的人要低得多,研究发现,因纽特人的饮食主要是鱼类,这些鱼体内某些类型的脂肪含量特别高,科学家称之为"长链 ω-3 脂肪酸",包括 ω-3 和 ω-6 脂肪酸,该多不饱和脂肪可以改善胆固醇的水平,降低血液中三酰甘油的水平。这些脂肪酸可以减少心血管疾病的致命风险,并可能对三酰甘油水平和血液凝固起到有益作用。医学研究证实,每月至少吃一次鱼,可以降低超过40%发生卒中的风险。

> **小提示**
>
> ω-3 多不饱和脂肪酸主要存在于深海冷水鱼类,如鲑鱼(三文鱼)、沙丁鱼、鲭鱼、蹲鱼、金枪鱼。

研究还表明,食用富含脂肪的鱼类有益于心脏病的患者,但不只于此,对类风湿关节炎、糖尿病以及其他自身免疫性疾病等都有一定的防治作用。此外,还具有一定的抗肿瘤作用,可抑制肿瘤生长、控制血管生成、增强抗肿瘤药物的疗效、改善癌性恶病质状况等。

顺便说一下,鱼类本身不产生这些物质,ω-3 多不饱和脂肪酸是由鱼吃的海洋小生物产生的。不同鱼体内 ω-3 多不饱和脂肪酸含量不同,一般情况下,似乎有更多脂肪的鱼类体内含量更多,如鲑鱼、金枪鱼、沙丁鱼、鲭鱼、鲱鱼等均有高浓度的 ω-3 多不饱和脂肪酸。但不可能鱼类体内所有的脂肪都是 ω-3 多不饱和脂肪酸,它同时含有饱和脂肪,例如 100g 鲭鱼就可以提供高达 1g 的 ω-3 多不饱和脂肪酸,但它同时含有约 2g 饱和脂肪;每 100g 金枪鱼含有 0.2~1.2g 的 ω-3 多不饱和脂肪酸,且不含有饱和脂肪,所以最好掌握一点这方面的知识。

如何烹调鱼也很重要。油炸、熏制、腌制或炮制的鱼,通常会含有饱和脂肪和高浓度的盐,正如前面所说的,经常食用饱和脂肪或高盐可以增加胆固醇或升高血压,对心脏健康的危害已经超过任何可能的益处,所以最好是食用非油炸的鱼。

鱼类有这么多的好处,现在建议大家每周最好吃 2~3 次。美国心脏病学会建议,心脏病患者每天补充 1g 的 ω-3 多不饱和脂肪酸,优选通过吃海鱼补充,尽管鱼油产品(也称为"EPA+DHA"胶囊)也可以使用,但切记是鱼油不是鱼肝油,鱼肝油的主要成分是维生素 A 和维生素 D。如果血液中的三酰甘油水平高,建议每天食用 2~4g 的 ω-3 多不饱和脂肪酸,EPA+DHA 胶囊需要在医生的监督下使用。

如果吃鱼油胶囊,可以任何时间服用。鱼油胶囊在胃中溶解并释放鱼油。有些人打嗝会有腥味,一些专家认为冻一下药丸就可以解决这个问题;另一种解决方案就是在睡前服用。鱼油胶囊的价格不同,所以应该货比三家再购买,最好选择 EPA/DHA 比例在 1:2~2:1 之间的鱼油胶囊。

现在最令人担心的就是环境污染,海洋中最明显的污染就是汞。世界卫生组织已经发布针对可能怀孕的妇女、孕妇、哺乳期妇女、婴幼儿避免接触汞的警告。并指出,这些人群应避免食用鲨鱼、旗鱼、鲭鱼、方头鱼,因为它们含有高浓度的汞,另外,这些人群食用长鳍金枪鱼最好限制在一定量之内。世界卫生组织同时也承认,鱼的好处有很多,它是均衡饮食的重要组成部分。对于有心脏病的患者,吃鱼的好处远远超过汞或其他污染物的不良影响。当然,若要安全可以服用鱼油胶囊,鱼油胶囊不含汞。

有些学者提出吃野生或养殖的三文鱼是否更好。这两种类型的三文鱼是 ω-3 多不饱和脂肪酸的良好来源,近来虽然也见到一些关于养殖场污染的报道,但是毕竟是个别现象,不必过分担忧,还是要明确食用海鱼的益处远大于负面不利影响。

≫水果和蔬菜的重要性

人们早就知道多吃水果和蔬菜有助于预防多种疾病,包括肺癌、口腔癌、食道癌和结肠癌,对预防乳腺癌和前列腺癌也有一定效果。新的医学研究表明,水果和蔬菜中的纤维、矿物质和重要的抗氧化剂也可以保护心脏。大量研究发现,每天多食用水果和蔬菜可以降低心脏病发作风险的 4%,降低发生卒中风险的 6%,坚持多吃水果和蔬菜,还可以长期降低心脏病的风险。可能是多吃水果和蔬菜的人能更好地保持体重,从而使血压、血脂、血糖稳定。

≫ 膳食纤维和心脏病

膳食纤维是食物中的非营养成分，但是有益于人体健康，其中包括纤维素、半纤维素、果胶、木质素、树胶和植物黏胶、藻类多糖等。膳食纤维对消化系统疾病有利，它可以防止便秘，预防痔疮和憩室。医学研究甚至发现，膳食纤维具有可以减少某些类型癌症发生风险的功效，当然膳食纤维对心脏病患者也有很多好处，其有助于身体减少对食物中油脂的吸收，可以降低心脏病发作的风险。最近的一项研究评估了超过30万人，发现谷类和水果来源的膳食纤维，每天食用10g就可以降低10%~30%心脏病的风险。然后会非常惊奇地发现，蔬菜纤维并没有产生这方面的有益作用，导致一些科学家推测，蔬菜纤维的有益作用被蔬菜含有的普通淀粉的不利影响抵消了，而且我们通常都炒菜，高度加工的蔬菜可能也抵消了膳食纤维对人体的好处。现在正在研究蔬菜种类间是否有很大差异。

另一个问题就是可溶性与不可溶性纤维。可溶性纤维能与液体混合变成凝胶或液体，不可溶性纤维不能溶于液体。可溶性和不可溶性纤维在人体内是不能被消化的，即这些食物成分不被吸收到血液中，不能用作能量来源。许多食物中都含有可溶性和不可溶性纤维，这两种类型的纤维对人体健康都有利，但是食用可溶性纤维的好处更多。专家建议人们应该增加摄入所有富含纤维的食物。

≫ 全麦的好处

我们的粮食主要包括米和面，面粉主要是麦子磨成的。我们天天吃的馒头、糕点、饼干等面食以及白米饭，都太"精"了。"精"的意思是麸皮外层和晶粒的内胚已被去除，使米粉更白。全麦类食物保留天然的麸皮外层的成分，这一点很重要，因为谷物的麸皮和胚芽包括膳食纤维、必需脂肪酸等植物素，大大有益于人体健康。精制谷物和面粉的产品缺乏维生素和矿物质，长期食用这些缺乏有益成分的精制产品，会对人体健康造成不利影响。全麦和粗粮即五谷杂粮对人体健康的有益功效就是谷物纤维能够特别好地降低胆固醇，可以使人的心脏变得更健康。研究人员发现，每天都吃粗粮的人患心脏病的风险比那些很少吃或根本不吃的人低 20%。但是那些吃全麦和粗粮食品的人,最开始必须要注意自己的胃肠是否完全适应。五谷杂粮对全身健康都有益处,因此每餐饮食中要加入一定的粗粮。

≫ 坚果的价值

多吃坚果也有保护心脏的作用,每周吃坚果或花生酱至少 5 次,糖尿病患病率降低 20%;此外每周吃坚果至少 140g,心脏病发作风险降低 30%。可能是因为坚果中含有降低胆固醇的物质。当高胆固醇的人每天吃杏仁,他们的 LDL-c 下降近 10%。美国食品上允许在核桃产品贴上"可以降低心脏病风险"的标签。标签上写:有研究支持,每天吃核桃 42.5g,作为不饱和脂肪部分和低胆固醇的饮食,并没有导致热量摄入的增加,可以减少冠状动脉性心脏病的风险。另一个关键的问题是,大多数坚果所含的能量很高,因此可导致体重增加,故专家建议如果想增加每天吃坚果的量,就必须减少精制谷物食品或肉类的摄入量,这样才能保持摄入总能量的平衡。

≫ 重新设计每天饮食

有利于心脏健康的饮食包括许多特定组成部分,每一项饮食都完全符合健康指导建议,但对人来说过于复杂和困难,为了便于实行,专家建议简单地修改饮食计划,让每餐饮食尽量按照健康指导进行。

如果有心脏病建议原则如下

○ 每餐饮食中不饱和脂肪较高,尤其是多不饱和脂肪,而尽量减少食物中的饱和脂肪。

○ 增加食用含有 ω-3 多不饱和脂肪酸的某些鱼类和植物。

○ 多吃水果、蔬菜、坚果和粗粮,少吃细粮。

我们传统的饮食包括红肉和加工肉类,如肠罐头,它们含有大量的饱和脂肪,甜点、土豆和精制谷类也是传统的饮食。目前最流行的对心脏有益的饮食方式是地中海饮食。

科学家们惊奇地发现,希腊最大的岛屿克里特岛,居住在那里的人患心脏病的情况非常罕见。这一惊奇的发现就在于,当专家们推广低脂肪饮食时,克里特岛的人几乎一半的饮食来自脂肪,这给专家造成了巨大的困惑,事情很快被调查清楚,他们食用橄榄油,主要是单不饱和脂肪,可以有效降低"坏"胆固醇并提高"好"胆固醇水平。经过多年的研究,现在知道一个近乎完美的有利于心脏健康的饮食模式,就是根据地中海国家饮食的基础上改进的。已经有心脏病的人切换到"地中海饮食"可以降低再次发生心脏病的风险多达 70%。因此,为了心脏健康,改变自己的饮食习惯,选择"地中海饮食"。

"地中海饮食"的共同特点

○ 植物性食物(水果、蔬菜、面包、谷类、豆类、坚果和种子)丰富。

○ 加工制作最简单,季节性地摄入当地新鲜食物。

○ 日常甜点就是新鲜水果,而每周很少吃含糖或蜂蜜的甜食。

○ 橄榄油作为脂肪的主要来源。

○ 乳制品中食用低量的奶酪和中等量的酸奶。

○ 每周最多 4 个鸡蛋。

○ 少量的红肉。

○ 吃饭时饮少量的酒。

常见问题

≫ 多食用大豆类食物好吗

多食用大豆可能会很好。多项研究发现,食用大豆食品可降低低密度脂蛋白胆固醇和三酰甘油,同时提高高密度脂蛋白胆固醇,而且是血中胆固醇越高的人越有效。根据这项研究,每天吃大豆大约 50g,单独这一项就可以降低低密度脂蛋白胆固醇高达 13%。特别鼓励血脂非常高的人,除了其他降胆固醇治疗外,要吃更多的大豆类食品。每日摄入 20~50g 大豆,降低胆固醇有明显的效果。大豆类食物有益"心脏健康",除了大豆本身外,还包括每天 1 杯豆浆、50~100g 豆腐或 25g 大豆粉。

＞＞喝红茶好吗

大量的研究表明，每天喝一两杯红茶的人比那些不喝红茶的人患心脏病的风险要低，专家推断，在红茶中黄酮类化合物可防止动脉硬化斑块聚积，保持血管壁放松和健康。由于每天喝一两杯红茶对大多数人安全无害并且是容易做到的事，大家可以试一下。迄今为止，研究没发现含咖啡因或不含咖啡因的咖啡能保护心脏。虽然绿茶中含有许多与红茶同样的物质，但是没有明确的相关研究证实，绿茶或其他类型的茶包括各种草药茶，是否有潜在的保护心脏的作用。

＞＞大蒜对心脏有益吗

目前尚不清楚，所有研究发现，大蒜可能轻微地降低总胆固醇水平的4%~6%。如果有心脏病，现在有许多更成熟的方法来降低胆固醇水平，大蒜肯定对人体无害，但是它的作用太小。

＞＞少食多餐是不是对心脏有好处

医学研究表明，少食多餐可能会降低胆固醇，那些一天吃6次饭、每餐少吃，与那些一天吃2次或3次饭的人进行比较，胆固醇水平更低。然而，增加每日进餐次数很可能吃了比以前更多的热量，这样就适得其反。出于这个原因，降低胆固醇最明智的选择是现在的常规方法，而不是依靠少食多餐。

＞＞现在有好多脂肪替代品是否比脂肪本身更健康

许多消费者在购买食物时，开始关注食物中的脂肪含量，尤其是休闲食品，如薯片。一些食品企业创造了脂肪替代品，如蔗糖聚酯，以取代通常使用的饱和脂肪。但真正的问题是，降低整体热量消耗，不一定只是降低脂肪，"无脂肪"的零食仍旧有热量。更重要的是，脂肪替代品如蔗糖聚酯可降低重要的饮食营养物质的吸收，有副作用，而且其长期安全性还不清楚。因此，饮食专家建议，选择消耗脂肪替代品的人，同时要密切注意自己的整体饮食。

病有没有好处尚不清楚。以维生素 E 为例，许多蔬菜、食用油、坚果内都含有维生素 E。它是一种重要的抗氧化剂。虽然杂志、报纸甚至有些"所谓的电台专家"吹捧维生素 E 额外保护心脏，但实际上科学研究未能证明维生素 E 对心脏有任何有益的影响。在服用华法林(一种稀释血液药)同一时间服用维生素 E 的剂量每天达 400U 是安全的，但是如果服用更大剂量的维生素 E 可能会对同时服用华法林的心脏病患者产生不利影响。

叶酸和 B 族维生素也被宣传对心脏有好处。血液中有一种氨基酸称为高半胱氨酸的物质，如果浓度太高，就会增高血压，并进一步导致心脏病和卒中的风险升高。叶酸、维生素 B_6 和维生素 B_{12} 等，在一定程度上可以在人体内降低高半胱氨酸水平，但是实际上，降低同型半胱氨酸水平对保护心脏到底有多大益处目前尚没研究证实。由于全麦和五谷杂粮中都含有丰富的叶酸、维生素 B_6 和维生素 B_{12}，可以说是一应俱全，肉类、乳制品、豆类中也含有这些维生素，任何人只有遵循均衡饮食，其实并不需要额外补充叶酸或 B 族维生素。

小提示

现在我们能确定的是，如果一个人平常饮食不够均衡，很少吃全麦、五谷杂粮和新鲜的蔬菜水果，那么可能就需要服用多种维生素补充剂来维持自己的心脏以及全身健康；如果一个人能够遵循均衡的饮食，维生素的摄入应该比较全面，可能不需要维生素补充剂。

虽然一些医学研究表明，每天服用多种维生素可以减少心脏病和卒中的风险，但出现这种效果，可能是一开始就比较关注自身健康，能够自律，并且生活方式健康。其实医学专家最常推荐的是均衡饮食，多吃新鲜蔬菜和水果，这种自然补充维生素的方法最有益于人体健康。

目前已经提出一些中草药可以帮助治疗高血压，降低胆固醇，预防心脏病，这些中草药包括丹参、当归、大蒜、生姜、银杏、人参、藜芦、山楂等。新的医学研究正在进行，但至今没有可靠的研究结果显示这些替代性药物对心脏有任何显著的好或坏的影响。如需使用，请遵医嘱。

医学专家和世界卫生组织对如何使用维生素补充剂的观点是：使用维生素 A、维生素 C、维生素 E、叶酸、β-胡萝卜素补充剂，对于防治心脏疾病、心血管疾病或癌症证据不足。

▶ 8 减轻压力

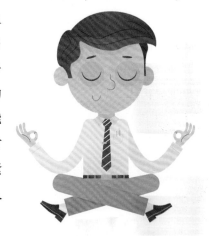

精神压力会影响人的心脏,减少精神压力对心脏有好处,这似乎是常识,但其实并不是那么简单。过去医学界一直认为,A型性格的人比其他更宽松性格类型的人更容易患上心脏病。所谓的A型性格的人,即性格争强好胜,容易处于一种精神紧张焦虑或兴奋的状态之中。但研究发现,A型性格的人更可能会吸烟、有高胆固醇和高血压。实际上生活方式和饮食习惯的选择可能比思想压力、精神紧张更重要。所以目前还没有明确A型性格的人比其他人更容易有心脏问题的说法。

现在有一些科学证据表明,某些类型的精神压力确实可能会影响心脏,比如短期内非常巨大的精神刺激,可以引发急性心脏问题。例如,研究发现在地震等灾难发生后的一段时间内,该地区的心源性猝死发生率可以跃升至正常的5倍。

那么我们日常也会有精神压力,这些长期的慢性刺激对心脏的影响是怎么样的?

心脏病的发生有可能涉及下列类型的日常精神压力

○ 工作或职业产生的精神压力。

○ 家庭关系不稳定产生的精神压力。

○ 社会关系不稳定或社交障碍产生的精神压力。

○ 精神压力导致出现抑郁或焦虑症状。

目前尚不得而知这些精神压力在何种程度上影响心脏。现在所知道的是,这些精神压力可以增加对心脏有害的行为,如吸烟、吃不健康的食物、活动量下降。因此当生活中有精神压力时,需要采取措施减轻压力,从而使自己避免这些不健康的行为。

如何减压保护心脏目前还没有一致的看法，都是各家之言。有些学者认为，心脏加心理同时治疗的模式有效；有些学者认为，单纯的放松疗法对轻中度高血压个体降压没有任何影响；然而还有学者认为，放慢自己的呼吸和心跳很有用。心脏病患者可以通过正规的精神压力管理培训来降低他们未来出现心脏问题的风险，可以通过"放松反应"来帮助人们管理精神压力，降低他们发生心脏问题的风险。有学者认为，每天或每周例行结合冥想的静默期放松，可能有助于降低血压和其他心脏问题。但是需要更多的研究才能明确，哪一种减少压力的方法对心脏健康产生真正的和长期的效果。抗焦虑药物可以缓解短期不适症状及精神的焦虑症状，但目前还不清楚是否对心脏健康有真正的和长期的益处。

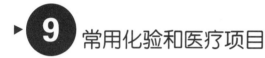

9 常用化验和医疗项目

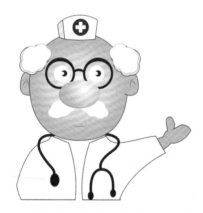

在心脏病的治疗过程中，医生会对患者进行多次化验和一些医疗项目。多次化验的主要目的是跟踪风险因素变化，而一些医疗项目是在一定程度上直接测量心脏的状态。一些医疗项目可能涉及手术，如冠状动脉血管成形术或冠状动脉旁路手术。每年都有许多患者在医院进行相关的治疗，治疗的效果与医生的经验和技术有很大关系。因为侵入性手术普遍具有一定的风险，所以让患者能够了解相关知识，主动参与治疗过程，对疾病的治疗康复是非常重要的。

▶▶▶ 风险因素的检测和随访

除了定期检查血压，医生可能会建议患者进行下面的检查或化验。

胆固醇和三酰甘油

≫ 化验介绍

检查血液中胆固醇水平可以随时化验,但在已经禁食 12 小时之后采血最为准确,这就是为什么测试常在早晨空腹做。一个完整的胆固醇和三酰甘油的测试,也称为"血脂全项",至少包括 LDL-c、HDL-c、总胆固醇和三酰甘油。

≫ 测试频率

如果胆固醇水平正常,这个测试应该每隔 1 年左右检查 1 次;如果接受降低胆固醇的治疗,应该在每 4~6 个月检查 1 次;如果是新近开始治疗,治疗开始 3~4 个月再检查 1 次。

≫ 结果的意义

如果化验发现 LDL-c 水平升高、总胆固醇水平升高、三酰甘油水平升高和(或)HDL-c 水平降低,表明有血脂异常,需要与医生商讨是否应用降胆固醇药物治疗。

葡萄糖

≫ 化验介绍

血糖的测量可以在任何时候进行,其中医生最常选择的是没有吃过东西约 12 小时后检测,称为空腹血糖。空腹、餐后 2 小时(从吃第一口饭开始,计时 2 小时)和随机血糖对糖尿病的诊断最有意义。患者在家中可以使用血糖仪来进行血糖测试。

≫ 测试频率

有心脏疾病的人应该了解自己的血糖水平,至少每 2 年进行 1 次空腹血糖测试。糖尿病患者必须将空腹和随机血糖水平控制好,经常测血糖,一天可能需要多次测量。

≫ 结果的意义

应仔细监测空腹血糖水平(6.1~7.0mmol/L),包括餐后 2 小时血糖。至少在两个不同的场合测定的空腹血糖水平超过 7.0mmol/L,就意味着患有糖尿病,需要进行糖尿病治疗。

糖化血红蛋白

≫ 化验介绍

血液中糖化血红蛋白水平的测量可反映血糖在 2~4 个月的平均水平。这个化验结果在一段时间内相对稳定,所以它不会因为最近饮食或药物的影响而迅速改变。因此,这可以了解较长时期内血糖控制的情况。

≫ 测试频率

糖尿病患者应每 3 个月检测 1 次。

≫ 结果的意义

糖化血红蛋白水平高于 6.5%,表明在过去的几个月里平均血糖水平一直高于正常值,这意味着当前控制血糖的治疗策略需要进行调整。

血液生化

≫ 化验介绍

化验项目包括关键的矿物质和蛋白质的血液水平测量,监测血液中的某些药物可能会影响肾脏和肝脏指标。测量指标包括钠、钾、氯、碳酸氢盐和肾功能,此外还包括尿素氮和肌酐等更具体的指标以及肝功能。高血压或心力衰竭的患者也需要监测这些指标。

≫ 测试频率

这些化验一般在开始用药治疗前进行，然后根据疾病严重程度，进行定期检查。心力衰竭或正在用利尿剂治疗的患者应更频繁地进行检查。使用 ACE 抑制剂或醛固酮拮抗剂的患者需要特别关注高钾这一问题。

≫ 结果的意义

血液生化测量的指标水平异常，代表高血压损害肾脏、可能受某些高血压药物影响或导致心力衰竭。

心脏病的常见检查

医生如果想知道心脏病治疗一段时间后，是否已经变得更好还是保持不变或者变得更糟，最常用下面的检查方法。所有这些检查都需要进行，以便有效地监控心脏的状态。

≫ 心电图

● 检查介绍：心电图是一种用于记录由心脏产生的电流模式的无痛无创检测方法。电极被放置在胸前以及两个手腕和脚踝上，用来记录电流活动。一般需要测试者平躺几分钟即可。

● 测试时间：任何时间去就诊都可以做心电图，在有症状时或发现心脏体征出现新的变化时，往往需要立即做心电图检查。如果怀疑心脏心律异常或跳动节奏不规则，也需要做心电图。

● 结果的意义：心电图的结果常常提示心脏的一部分没有得到足够的血液供应，过去已经发生过心肌梗死或者心律失常。然而，患有心脏病的患者也可能出现心电图无异常，因此需要做其他检查才能明确诊断。

》动态心电图

● 检查介绍:医生们通常称之为 Holter。普通的心电图测试只能记录心脏在几秒钟内的心电活动，而动态心电图的监护装置检查者可以佩戴至少 24 小时，能够连续跟踪记录心脏在这一段时间的心电活动。

● 测试时间:如果患者晕倒或不明原因的头晕、乏力、虚弱或心悸等，往往需要做动态心电图测试。测试可以跟踪记录一天活动中与这些症状有关的异常心脏速率或节奏。

● 结果的意义:可以显示心脏的心电活动以及是否需要进一步评估或治疗。

》运动负荷试验

● 检查介绍:受检者穿戴上连接心电血压的监护装置，检查时受检者要在跑步机上或固定的自行车上进行各种强度的运动，是一种非侵入性无创检查。

● 测试对象:对那些有过胸痛或呼吸困难怀疑患有心脏病的人，运动负荷试验可明确诊断，对于已经患有心脏病的人，这项测试可以帮助判断病情的严重程度。

● 结果的意义:通过测量可以了解运动中心电图是否有明显变化、完成运动后人的心率如何恢复，还可以了解运动中心脏是否有足够的血流量。医生可以通过评估锻炼时间、运动中的心率和血压值、可能出现的症状等，来了解未来发生心脏病的风险。如果心电图或心脏的其他检查结果难以解释，可以结合运动负荷试验得出诊断性结论。

》超声心动图

● 检查介绍:可以了解心脏的解剖结构及如何工作，是一种无痛、无创但非常有效的超声检查方法。医生要在受检者胸部涂上检查液，让患者平躺着不动，医生用一个特殊的超声探头在胸前轻轻滑动，就可以快速获得心脏内部影像。当体外超声不能提供足够清楚的心脏影像时，医生还需要用另一种不常用的超声波检查方法，就是让检查者吞入一个小超声探头。这项检查被称为经食道超声心动图,这样能够更好地获得心脏影像,实际上只有在大型医院才采用。

● 测试时间:当心脏病的症状或体征发生变化时,往往需要做超声心动图。超声心动图可以评估心脏扩大、心脏杂音、不明原因的胸痛、呼吸困难、心悸、卒中(是否由心脏血液凝块引起的)。超声心动图也可以用在运动试验当中,用以全面评估心脏血液流量。

● 结果的意义:超声心动图的结果有助于确诊多种心脏疾病,可测量心脏输送血液到身体各部位的工作能力,并明确心脏瓣膜或心脏壁是否有异常。

≫ 放射性核素检查

● 检查介绍:在这项测试中,会有少量的放射性物质,如铊注入血液中。虽然铊是放射性的,但是剂量小,对人绝对安全,甚至可以多次进行此测试。该物质能够到达向心脏肌肉供血的动脉,扫描放射性物质到达心脏肌肉不同部位的量,医生可以据此了解心脏血液的流向和分布。这项检查也常常在运动负荷试验中进行。通常会在扫描完成后休息4小时左右,接着进行平静状态下的再一次扫描,通过对这两种扫描进行比较,以确定血液供应心脏肌肉较差或损坏的位置和范围。

● 测试时间:放射性核素检查类似于运动负荷试验,可以提供冠状动脉血流量的更多信息。如果有恶化的症状,特别是当心电图有异常时,医生可能需要通过心脏核素扫描来了解患者病情的详细信息。

● 结果的意义:放射性核素检查可以显示在运动中心脏的一部分是否失去血供,通过休息后结果显示恢复情况,失血常常提示冠状动脉狭窄。如果心脏的某一个区域运动试验过程中,没有得到任何血液供应以及休息后也不能恢复,这个区域很可能有从前发生心肌梗死遗留的瘢痕组织。

≫ 电子束层析成像

● 检查介绍:也称为电子束扫描CT或ECT,是一种比较新型的检测手段。这项测试采集供应心脏的动脉照片,以确定是否有血管硬化和狭窄的区域。进行本项测试的患者要做的就是平躺在CT扫描仪上。如果需要心脏的高清晰度照片,建议进行此项测试,以帮助诊断心脏疾病。

◦ 测试时间:这项测试尚未广泛使用。该测试可以帮助诊断心脏疾病,尤其是在患者还没有发现症状时。该检查简单方便,未来可能以此检查方法来筛选心脏病的高危人群是否出现冠状动脉狭窄或阻塞。

◦ 结果的意义:在 ECT 检查中拍摄的照片,可显示是否有一条或多条心脏冠状动脉发生硬化、狭窄或阻塞。

≫ 心脏电生理检查

◦ 检查介绍:心脏检查用于诊断心律失常,尤其是其他检查不能明确诊断的病例。心脏检查需要穿刺血管,将一种细小的心导管进入心脏,一旦导线的前端在心脏内,便可以用来直接记录心脏电信号,并在心脏内的不同位置进行测试。如果需要的话,可以针对特定心律失常进行射频消融处理,以达到治愈疾病的目的。

◦ 测试时间:针对一些被怀疑是特定类型心律失常的人,需要进行电生理检查,有时会有昏厥发作、快速或缓慢心率的发作但很难确诊也需要进行此项检查。

◦ 结果的意义:人的心脏是否容易发生不规则跳动,如果是的话,它表现为哪种不规则(心律失常),这有助于确定应该如何进行治疗。

≫ 心导管检查

◦ 检查介绍:也叫作"冠状动脉造影",该检查过程需要在大腿根或前臂注射少量麻醉药物,以柔性导管插入该位点,然后进行冠状动脉造影。经导管给冠状动脉注入 "染料",通过 X 线影像拍摄照片显示心脏肌肉供应血液的血管。"染料"进入血管时,很多人都觉得胸部有短暂的温暖或炎热的感觉。

◦ 测试时间:如果患者出现新的症状或原有症状恶化,需要进行这项检查。也可以在运动负荷试验或放射性核素检查发现异常后进行此检查。

◦ 结果的意义:在此项检查中,拍摄的照片会显示一个或多个供给心脏肌肉血液的冠状动脉是否变窄或阻塞,并根据检查结果决定是否需要手术。如果发现重大动脉严重狭窄,医生可以决定进一步进行血管成形术和支架植入术。

心脏手术

》 经皮冠状动脉介入

● 手术介绍:经皮冠状动脉介入是一种手术,医生们常称为PCI。在我国医院的心内科非常常见,主要包括血管成形术和支架植入术,并且通常与"冠状动脉造影"同时进行,以同样心导管的方式进行。在进行血管成形术时,医生通过导管将一个小球囊穿过冠状动脉狭窄的部位,然后使小球囊膨胀,导致冠状动脉狭窄的部位扩张,与正常血管粗细一致,从而允许更多的血液流过。在球囊膨胀的一瞬间,有些人可能会感到像心绞痛一样的不适感,此时应该告诉手术医生。单纯的球囊扩张,血管壁往往还会塌陷,一般还需要行支架植入术。冠状动脉支架是一种特殊的可扩张的网孔金属管,将其放置在一个球囊上,送至冠状动脉狭窄病变部位,让球囊膨胀一次,使得支架膨胀并安置到病变的动脉壁上,然后该球囊被去除,而将支架留在原处,以保持撑开的动脉。一些新型的支架被称为"药物洗脱支架",可缓慢释放药物,有助于使支架保持在后动脉壁上。

● 手术时间:可以在心导管检查,明确发现血管狭窄的区域时进行手术。如果患者心绞痛或心肌梗死发作,需要迅速恢复流向心脏的血液时,应立即进行血管成形术或支架植入术,以保护患者生命。

● 结果的意义:当心绞痛或心肌梗死发作时,使用这些措施可以紧急开通血管使血液流向心脏,否则可能会损害心脏,危及生命。在非心脏病发作的情况下,血管成形术可以改善与心绞痛和冠心病的相关症状。支架术后该冠状动脉区域会重新变窄或有阻塞的风险。介入手术能够提高患者的生活质量。

》 冠状动脉旁路移植术

● 手术介绍:又称为冠状动脉搭桥术或搭桥手术,这是在全身麻醉下做的大手术,通常需要进行2~6小时。在搭桥手术过程中,从腿上取出一条静脉或从胸部取出周围动脉,用于阻塞动脉段改道或旁路血管移植。它可以通过开胸术完成,也可以通过"微创手术"完成,胸部只留一个小切口。

> 手术时间:如果心导管检查显示动脉堵塞的血管太复杂,无法进行血管成形术或者有许多动脉严重阻塞,医生可能会建议进行搭桥手术。许多患有糖尿病由于冠状动脉血管病变严重,常常被建议行旁路手术。

> 结果的意义:这种手术可以提高患者生活质量或延长生命,但是搭桥手术并不是彻底治愈心脏病的方法。搭桥手术主要是改善心脏病的症状,降低未来发生心脏问题的风险。术后患者还必须坚持服用治疗心脏的药物,只有某些类型的患者可从搭桥手术中延长生命,对于大多数人来说,手术主要是改善了他们的生活质量。

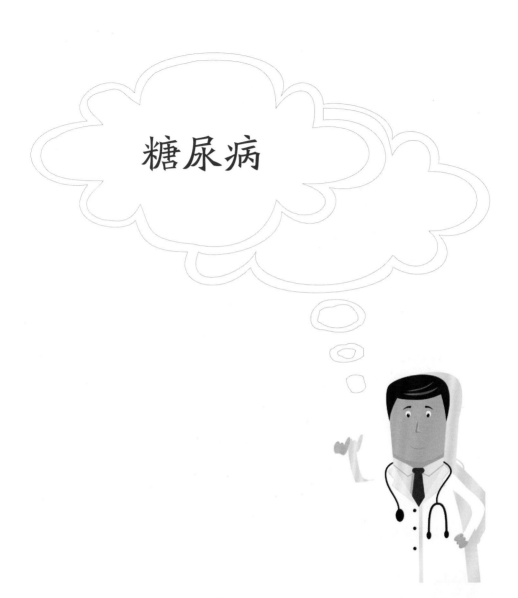

10 糖尿病

　　在过去 20 年里,糖尿病在全球范围内呈现暴发式的增长,也因此越来越受到广泛的关注,在全球范围内每 10 秒钟就有 2 人患上糖尿病。中国糖尿病的患病率在近 10 年翻了近 2 倍,达 9.7%,已经成为世界第一糖尿病大国,高过世界患病率平均水平的 6.4%。中国有超过 9200 万的成年人患有糖尿病,还有 1.5 亿人是糖尿病的潜在患者。国际糖尿病学会宣称,糖尿病已成为威胁人类健康与经济繁荣发展的重大问题。心脏病是中国当前第一的致命杀手,而糖尿病正是诱发心脏病的一个重要危险因素。糖尿病的常见并发症有心脏病、卒中、高血压、失明、肾脏疾病、神经系统疾病和截肢,因此迫切需要把糖尿病作为中国公众健康首要解决的一个问题。

　　目前为了对抗糖尿病有许多创新疗法正在积极展开,但针对糖尿病最好的、最实用的治疗手段仍然是非常明确的:以循证医学为基础的医疗方案加上健康的生活方式。为了达到健康的生活方式,要教会患者自我管理是至关重要的,以自我管理的方法来预防和控制疾病。本章主要介绍了糖尿病自我管理的方法和执行中常遇到的问题,并通俗易懂地介绍了目前主流的医疗方案,使人对整个过程都有充分的了解,并能够积极主动参与其中,对自己的健康负责,这也是目前国际上倡导的最优化的治疗方式。

11 糖尿病的概述

　　糖尿病是一种慢性疾病,是可以控制但不能治愈的疾病。它是由遗传因素和环境因素共同作用而引起的一系列代谢异常的疾病。其特点是胰岛素的绝对不足或者胰岛素的相对不足与体内细胞对胰岛素作用的敏感性降低,从而引起碳水化合物、蛋白质、脂肪、电解质和水的代谢紊乱。糖尿病的确切原因尚不清楚。

糖尿病涉及胰腺的功能,其位于胃的左侧。食物进入人体内,被分解成单糖,也称葡萄糖。胰岛素是由胰腺分泌的,胰岛素的主要作用是使葡萄糖进入人体细胞内部,进而产生能量。患有糖尿病的患者,身体不能够正常地使用葡萄糖,胰腺产生较少的胰岛素或是不产生胰岛素,从而无法满足人体的需要。还有就是人体不能以正常的方式使用胰岛素。两方面都产生相同的结果,就是没有足够的胰岛素,人体不能利用葡萄糖作为能量。因为葡萄糖不能进入细胞内,使得葡萄糖在血液中大量堆积。额外的葡萄糖在血液中扰乱身体正常的功能,当血糖保持长时间的升高,即使初期没有症状,也会损坏身体器官,出现严重的症状和疾病时,可能为时已晚,需要住院治疗,否则会危及生命。

临床将糖尿病分 3 型,即:1 型糖尿病,胰岛素依赖型;2 型糖尿病,非胰岛素依赖型;3 型糖尿病,特异型糖尿病和妊娠糖尿病。而我们最常见、最常说的糖尿病是 2 型糖尿病,占糖尿病所有病例的 85%~90%。2 型糖尿病一般发生在肥胖的中老年人群中,风险因素包括家族史、肥胖、久坐不动的生活方式、曾诊断为妊娠糖尿病,中国人患有 2 型糖尿病的风险比西方人更大。

2 型糖尿病通常开始就具有胰岛素抵抗,人体中的细胞无法再有效利用胰岛素。作为胰岛素抵抗的结果,葡萄糖不能进入机体的细胞内,而是在血液中积累起来,当血糖水平升高,胰腺为了进行补偿,产生了更多的胰岛素,这时也就发生了高胰岛素血症。最终胰腺中产生胰岛素的细胞由于过度劳累,不能再正常工作,导致生产胰岛素水平降低和血糖水平进一步的升高。空腹血糖 ≥7.0mmol/L,随机血糖 ≥11.1mmol/L,糖化血红蛋白 ≥6.5%,即诊断为 2 型糖尿病。

还应注意一些特殊情况,如妊娠糖尿病,有些妇女在怀孕期间患上糖尿病,通常在宝宝出生后消失,但是其中有 50%~60% 的人会有发展为 2 型糖尿病的风险。此外,还有继发性糖尿病,这种类型的糖尿病可能是由药物如泼尼松引起或一些抗精神病药引起,或是由库欣综合征、囊性纤维化或胰腺炎等类似疾病引起。

▶▶▶ 2 型糖尿病

2 型糖尿病是糖尿病的最常见形式,占所有糖尿病患者的 85%~90%。受一定遗传因素影响,但更主要的是受生活方式的影响,有些 2 型糖尿病家族史的肥胖儿童在成年之后较早出现 2 型糖尿病。糖尿病最主要的诱因如下(图 3)。

饮食习惯

与高碳水化合物饮食无明显关系,而是与食物组成相关,如精制食品可使糖尿病的发病率升高。由流行病学分析,高蛋白、高脂饮食可能是更重要的危险因素。

肥胖

主要与 2 型糖尿病的发病有关,肥胖是食物热量超过机体的需要所致。过量进食可引起高胰岛素血症,而且肥胖者胰岛素受体数量减少,可能诱发糖尿病。我们传统意识中对饮食的认识多是饮食应该丰盛,这也是生活幸福的体现,强调饕餮盛宴不注重健康;通常也认为肥胖是人成功和幸福的标志,而这一切都是与现代健康理念背道而驰的。

主要在基因缺陷的基础上存在胰岛素抵抗和胰岛素分泌障碍两个环节。多数学者认为胰岛素抵抗是原发异常,但很可能二者均存在,只是表现先后、轻重不一而已。可以分为三期:第一期,有胰岛素抵抗和高胰岛素血症,血浆葡萄糖得以维持正常水平;第二期,胰岛素抵抗加重,虽有高胰岛素血症,但胰岛素愈高,受体愈不敏感,形成恶性特征,仍出现餐后高血糖;第三期,胰岛素抵抗仍存在,但胰岛素分泌降低,导致空腹高血糖。胰小岛分泌功能可因持久的高血糖毒性作用而进一步恶化。在 2 型糖尿病患者的胰腺中发现有淀粉样物质沉积,系 37 氨基酸多肽,称为胰淀素。正常时胰淀素与胰岛素共同贮存在分泌的颗粒中,在胰岛素促分泌剂的刺激下与胰岛素同时分泌。在动物实验中,胰淀素可导致胰岛素抵抗。在胰小岛中胰淀素的积累可能与 2 型糖尿病患者在晚期时胰岛素分泌衰竭有关。

　　大量研究已显示,人体在高血糖和高游离脂肪酸的刺激下,自由基大量生成,进而启动氧化应激。氧化应激信号通路的激活会导致胰岛素抵抗、胰岛素分泌受损和糖尿病血管病变。由此可见,氧化应激不仅参与了2型糖尿病的发病过程,也构成糖尿病晚期并发症的发病机制。氧化应激与糖尿病相互促进,形成一个难以打破的怪圈。

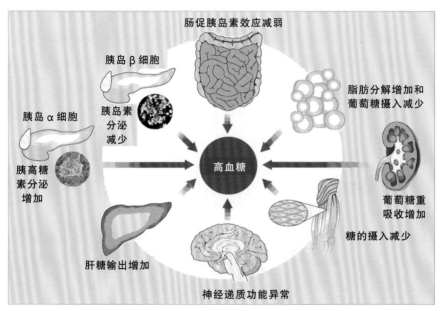

图3　糖尿病病因示意图

12 糖尿病的危害

　　糖尿病长期存在的高血糖可以导致各种组织,特别是心脏、肾脏、眼睛、血管、神经的慢性损害及功能障碍。

▶▶▶ 对心脑血管的危害

　　心脑血管并发症是糖尿病致命性的并发症。包括心脏和大血管上的微血管病变、心肌病变、心脏自主神经病变,都是引起糖尿病患者死亡的首要病因。冠心病是糖尿病的主要大血管并发症,研究显示,糖尿病患者冠心病的死亡风险比非糖尿病人群高3~5倍。其病理机制是动脉粥样硬化,高血糖、高收缩压、高胆固醇、低密度脂蛋白升高、高密度脂蛋白下降、年龄、性别、吸烟、家族史均是其发病的危险因素。所谓的"大血管病变"主要是指胆固醇等继续在血管壁的损伤处,周围炎性细胞趋化聚集,从而造成血管内腔狭窄,血管壁变脆形成动脉粥样硬化,动脉会出现堵塞,造成血流不通,而所供血的组织缺血坏死,常见的就是脑梗死和心肌梗死。以往人们不能很好地认识到糖尿病对心脑血管系统的损害,从而常常忽略,然而事实表明,与非糖尿病患者相比,糖尿病患者更容易罹患脑梗死,其发病率是非糖尿病患者的2~3倍,而心肌梗死的患病率是其2~4倍。

▶▶▶ 对肾脏的危害

糖尿病性肾病是糖尿病的重要并发症之一,是对糖尿病患者危害极为严重的一种疾病。病变可累及肾血管、肾小管和间质。常见的肾脏损害是糖尿病性肾小球硬化症、小动脉性硬化症、肾盂、肾炎、肾乳头坏死、蛋白尿等。其中糖尿病性肾小球硬化症是糖尿病特有的肾脏并发症,临床上通称其为糖尿病性肾病。糖尿病性肾病是导致糖尿病患者死亡的一个重要原因。有人统计,在中年糖尿病患者中,糖尿病性肾病的发病率为20%,老年患者可达65%。由于高血糖、高血压及高血脂,肾小球微循环滤过压异常升高,促使糖尿病性的肾病发展。早期表现为蛋白尿、水肿,晚期发展为肾衰竭,这些都是2型糖尿病最主要的死亡原因。

糖尿病性肾病的发病机制较为复杂,至今尚未十分清楚,可能与遗传、肾小球血流动力学异常等多种综合因素有关。

糖尿病所致肾损害一般分为5期

○ Ⅰ期:肾脏肥大,肾小球高滤过期,病情可逆,无病理组织结构改变。

○ Ⅱ期:静息期,肾小球系膜扩展和基底膜增厚,间断微量白蛋白尿,患者休息时尿白蛋白与肌酐比值正常($<30mg/g$),应激时(如运动)增多超过正常值。

○Ⅲ期:早期糖尿病性肾病,持续微量白蛋白尿,患者休息时尿白蛋白与肌酐比值达 30~300mg/g。

○Ⅳ期:临床糖尿病性肾性病,出现蛋白尿、水肿、高血压、肾功能损害,尿常规化验蛋白呈阳性,尿白蛋白与肌酐比值>300mg/g。

○Ⅴ期:肾衰竭期(终末期肾病)。

Ⅰ~Ⅲ期为早期糖尿病性肾病。微量白蛋白尿是反映肾小球损害的指标,是糖尿病患者早期肾损害的表现之一。早期糖尿病性肾脏疾病没有明显的临床表现,但此时的肾损害处于可逆阶段,经过正确的治疗,病情是可以恢复的。

▶▶▶ 糖尿病对周围血管的危害

主要以下肢动脉粥样硬化为主,糖尿病患者由于血糖升高,可引起周围血管病变,导致局部组织对损伤因素的敏感性降低和血流灌注不足,在外界因素损伤局部组织或局部感染时,较一般人更容易发生局部组织溃疡,这种危险最常见的部位就是足部,故称为糖尿病足。糖尿病足有广义和狭义两种概念。广义的糖尿病足是由于糖尿病血管、神经病变引起下肢异常改变的总称。糖尿病肢端坏疽是糖尿病足(广义)发展的一个严重阶段。糖尿病末梢血管病变也包括在广义糖尿病足概念之内。而狭义的糖尿病足仅仅是指糖尿病引起的足部的异常变化,是糖尿病末梢血管病变的发展。糖尿病肢端坏疽是和狭义的糖尿病足并立,且是比糖尿病足病情更为严重的病理变化,也是在糖尿病末梢血管病变的基础上产生的。早期的糖尿病足感觉改变通常呈袜套样表现,首先累及肢体远端,然后向近端发展。轻触觉、本体感觉、温度觉和疼痛感知共同减弱;运动神经病变表现为足内在肌萎缩,出现爪状趾畸形;自主神经受累表现为皮肤正常排汗,温度及血运调节功能丧失,导致局部组织柔韧性降低,形成厚的胼胝并更易破碎和开裂。而到了后期,继上述早期神经病变引起的症状外,还可出现溃疡、感染、骨髓炎、夏科关节病等。最终可能需要截肢,截肢致残是糖尿病足十分可怕的危害,据统计,全球 70%的截肢手术都是用在糖尿病患者身上的,糖尿病患者"丢腿"的概率是非糖尿病患者的 25 倍,更形象地说,世界上每过 30 秒钟就有一条腿会因为糖尿病而被截除。

▶▶▶ 糖尿病对眼睛的危害

糖尿病并发症所涉及的眼部疾病常见的有 7 种：糖尿病性视网膜病变、糖尿病性色素膜病变、糖尿病性白内障、糖尿病性视神经病变、糖尿病性视网膜脂血症、糖尿病性青光眼和糖尿病性屈光改变。其中最常见的是糖尿病性视网膜病变，它是糖尿病致盲的重要原因，危害最大。其次是糖尿病性白内障，也是破坏视力最常见的并发症。早期的糖尿病使眼房水折射力升高，可以引起眼部屈光的改变，如近视力、远视力的减退，提早出现老视。随着病程的进展，可以引起白内障、青光眼、虹膜睫状体炎等。最为严重的是糖尿病性视网膜病变。而糖尿病引发的视网膜剥离则让所有医生束手无策。

▶▶▶ 糖尿病对神经的危害

糖尿病神经病变

糖尿病神经病变是糖尿病最常见的慢性并发症之一，是糖尿病致死和致残的主要原因。病变可累及中枢神经及周围神经，后者尤为常见。其中远端感觉神经病变是最常见的病变，占所有糖尿病神经病变的 50% 以上。主要表现为远端对称性感觉运动性多发神经病变，此为糖尿病周围神经病变中最为常见的一种。症状从肢体远端开始，逐步向近端发展，呈袜套样分布，一般从下肢开始。以感觉障碍为主，伴有不同程度的自主神经症状，而发生运动障碍相对较轻。发病多隐匿。

感觉症状的表现与受累神经纤维的大小有关，如果是细小纤维，则疼痛和感觉异常是主要症状。疼痛可以是钝痛、烧灼痛、刺痛、刀割痛等多种表现，大都晚间加剧。感觉异常可表现为麻木、发冷、蚁行、虫爬、发热、烧灼、触电等感觉。深感觉（关节位置觉与振动觉）障碍一般很轻微。还可有温痛觉的减退或缺失，随着症

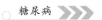

状的加重,可发生肢体远端部位遭受各种意外损伤而全然不知的情况,如烫伤、热水烧伤、足部外伤引起溃疡等。

自主神经病变引起的足不出汗致皮肤干裂,更易促进溃疡发生。足部溃疡的继发感染与动脉血栓形成可造成坏死和坏疽,最终导致截肢。如受累的是粗大纤维,则主要影响关节位置觉和振动觉。出现步态与站立不稳的症状,闭目时更为明显,即感觉性共济失调。患者常诉有踩棉花感或地板异样感。由于行动不稳容易造成跌倒、外伤甚至骨折。

临床上,细小纤维受损更为多见,但最为常见的是细小纤维和粗大纤维同时受损的混合型病例。运动障碍如远端的无力、手与足的小肌肉萎缩一般出现在疾病后期。此外,自主神经病变也是糖尿病神经病变之一,一旦出现自主神经功能障碍的临床症状,则预后可能比较差。

常见的自主神经病变

○ 心血管系统:可引起直立性低血压、静息时心动过速、无痛性心肌梗死、猝死。

○ 胃肠道系统:糖尿病胃轻瘫可表现为恶心、食后腹胀、腹痛、早饱、呕吐等。

○ 泌尿生殖系统:排尿不畅、尿流量减少、残余尿多、尿不尽、尿潴留、有时尿失禁,容易并发尿路感染。

急性疼痛性神经病变

此型少见,主要发生于病情控制不良的糖尿病患者。急性发病的剧烈疼痛和痛觉过敏,在下肢远端最为显著,也可波及整个下肢、躯干或手部。常伴有肌无力、萎缩、体重减轻与抑郁,有些患者呈神经病性恶病质。此型对胰岛素治疗的效果较好,但恢复的时间常较长。

脑神经病变

在糖尿病性单一脑神经病变中,最常见的是动眼神经麻痹。起初表现为复视,几天内会进展为完全的眼肌麻痹,还会出现上睑下垂和瞳孔散大。糖尿病性动眼神经麻痹一般在 6~12 周内自发恢复,但是有时会复发或发生双侧的病变。

▶▶▶ 糖尿病的急性并发症

糖尿病急性并发症包括糖尿病酮症酸中毒、非酮症高渗性糖尿病昏迷及乳酸酸中毒。这些急性并发症可直接危及患者的生命，因此要及早预防、及时发现和治疗。并发非酮症高渗性糖尿病昏迷的患者血糖极高，可达 33.3~66.6mmol/L。由于严重的高血糖引起血浆渗透压升高，组织细胞尤其是脑细胞严重脱水，患者早期表现为多尿、口渴逐渐加重。晚期患者因严重脱水会出现少尿、无尿及神经精神症状，如嗜睡、幻觉、癫痫样抽搐及昏迷。以上情况十分危急。

13 糖尿病的诊断

糖尿病作为一种受遗传和环境双重影响的慢病，有其特有的易患人群。

糖尿病易患人群

○ 空腹血糖异常(空腹血糖在 5.6~7.0mmol/L 之间)或葡萄糖耐量减少者(糖耐量餐后 2 小时血糖在 7.8~11.1mmol/L 之间)。

○ 以往怀孕时曾有过血糖升高或产下巨大婴儿(体重4kg 以上)的女性。

○ 已经患有高血压、血脂异常或早发冠心病者。

○ 长期使用一些影响糖代谢药物者，如糖皮质激素、利尿剂等。

○ 吸烟、体力活动少、生活压力大和精神持续紧张者。

○ 有糖尿病家族史者，也就是父母一方、兄弟姐妹或其他亲属有糖尿病病史的，这些人患糖尿病的概率比一般没有家族史的人要高出 2 倍以上。

○ 体形肥胖者，尤其那些"大肚子细腿"的人，不仅易患糖尿病，而且常常同时合并高血压、血脂异常。

○ 年龄≥45 岁者，糖尿病发病率随着年龄而增长，自 45 岁后明显上升，至 60 岁到达高峰。

○ 出生时体重低或婴儿期体重比一般小孩轻的人。

这些人群是我们在诊断糖尿病时应该高度警惕的，同时也是重点监测的对象。

对于糖尿病的诊断，主要依赖于血糖水平而非尿糖水平。为确保血糖值具有参考价值，检验血糖时宜空腹，空腹血糖大多在餐后8~10小时进行，因此一般于早上醒来时进行。血糖升高是诊断糖尿病的主要

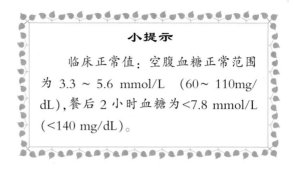

小提示

临床正常值：空腹血糖正常范围为 3.3 ~ 5.6 mmol/L（60~ 110mg/dL），餐后 2 小时血糖为<7.8 mmol/L（<140 mg/dL）。

依据，目前多用葡萄糖氧化酶法测定。空腹取血测量的血糖值，即为空腹血糖。正常人进食后，血糖上下波动在一定范围内。进食后测的血糖值，即为餐后血糖。糖尿病患者主要检查餐后 2 小时血糖。

血液内的红细胞内含血红蛋白(Hb)。它们会和血液中的葡萄糖结合而成为糖化血红蛋白(HbA1c)。由于红细胞在身体只存活 8~12 周，因此糖化血红蛋白(HbA1c)就可以显示在过去 8~12 周的血糖水平。这个指数比血糖更能显示糖尿病症是否受到控制。糖化血红蛋白的正常值为 5.89%±0.9%(4.99%~6.79%)；超过7%显示控制糖尿病的水平不佳。

14 糖尿病的一般症状

表6 糖尿病的一般症状

口腔	口干、口渴、饮水多、口腔黏膜出现淤点、淤斑、水肿、牙龈肿痛、牙齿叩痛或口腔内有灼热感
体重	体重缓慢减轻且无明显的诱因
体力	疲乏、常有饥饿感、出汗、心悸、寒战、低血糖
尿液	男性尿频、尿液多
眼睑	眼睑下长有黄色扁平新生物(黄斑瘤)
皮肤	下肢、足部溃疡经久不愈；或有反复的皮肤、外阴感染；皮肤擦伤或抓破后不易愈合，或有反复发作的龟头炎、外阴炎、阴道炎
血管	动脉粥样硬化、高血压、冠心病
生殖	女性发生多次流产、妊娠中毒、羊水过多、或分娩巨大婴儿者

糖尿病的确诊因不同国家或组织的要求而有所不同。满足以下一条，即可诊断成立

○ 空腹血糖≥7.0mmol/L，在 2 次检测中。

○ 随机血糖≥11.1mmol/L，有糖尿病的迹象和症状。

○ 葡萄糖耐量试验 2 小时血糖≥11.1mmol/L。

○ 糖化血红蛋白≥6.5%。

○ 血糖是诊断糖尿病的唯一标准，不能拿尿糖来作为糖尿病的诊断。

常常使用的其他实验室检测

○ C 肽水平可以评估胰岛素生产，正常值 0.5~2.0μg/L（或 ng/mL），正常值在不同的实验室中可能会发生变化。

○ 尿酮体检测，有些患者长期高血糖，因为体内没有足够的胰岛素，所以分解脂肪产生能量，结果导致体内有酮体存在。

15 糖尿病的治疗

▶▶▶ 老年人糖尿病的治疗目标

老年人糖尿病治疗目标不同于年轻人，需要制订个性化的血糖控制目标。2013 年我国《老年糖尿病诊疗措施——专家共识》借鉴国际的参考值，结合我国老年糖尿病的特点推荐如下。

● 对新诊断、相对年轻、预期生存期>10 年、无并发症及伴发疾病的患者，降糖治疗无低血糖风险，不需要降糖药物或者仅用单种非胰岛素促分泌剂降糖药，依从性好的患者可考虑将糖化血红蛋白控制到接近正常人水平的 6.5%。

● 对预期寿命长于 10 年的患者，低血糖风险小，预计治疗获益大，有较好的医疗支持的老年糖尿病糖化血红蛋白控制在<7%为最佳，相应空腹血糖<7.0mmol/L，餐后 2 小时血糖<10.0mmol/L，且减少血糖波动，并长期保持上述血糖

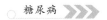

水平。

对预期寿命小于 5 年、丧失自我管理能力的患者,糖化血红蛋白可放宽要求控制在<8.5%。

▶▶▶ 2 型糖尿病的其他注意事项

低血糖

低血糖最主要的危害是可造成脑细胞损害, 由于脑组织的能量代谢全部依靠血液中的葡萄糖供能,脑组织储存的葡萄糖非常有限,仅够维持 5~10 分钟脑细胞供能,因此,当发生低血糖时,血液中的葡萄糖减少,进入脑组织的葡萄糖也就减少了,这种情况下脑组织非常容易受到伤害,而如果低血糖昏迷持续 6 小时以上,脑细胞将受到严重的伤害,可导致痴呆,甚至产生更严重的后果。低血糖还会影响心脏功能,出现心律失常、心绞痛或发生急性心肌梗死等。

老年人发生低血糖的风险更高,主要原因是肾脏疾病、合并其他疾病、视力下降等,有些老年人自己使用血糖仪监测,但这样的血糖结果不准确。对于一些老年人来说会出现伴有记忆力减退的问题。

特别强调老年人在进行自我管理时的安全问题, 需要制订个性化的治疗目标,糖化血红蛋白和血糖目标都因人而异。比如老年人的糖化血红蛋白目标考虑在 7.0%~7.5%之间,而非必须<7%。

如果可能的话,尽可能简化用药方案,并根据自己的经济水平服用处方药物,如果一味地用好药贵药,而且不能坚持使用,并不能取得好的疗效。

多鼓励患者自我管理,主要进行家庭保健。

老年人经常出现多种疾病共患,需要到几位专科医生门诊开药,结果处方里开了多个类似的药。这就强调患者需要自我管理,对自己用药要心知肚明,并向多位医生说明用药情况。当然还有一个更好的解决方法,就是到老年病专科就诊,老年病医生会对多种疾病一并治疗。

高血糖高渗状态

糖尿病患者血液的渗透压显著升高,原因是由于血糖异常升高所致,高血糖高渗状态发病时的主要表现为糖尿病"三多一少"的症状加重,皮肤干燥脱水严重,精神萎靡不振,昏睡以致昏迷,常伴有抽搐、半身不遂、失语等中枢神经功能障碍的表现,很容易被误诊为脑血管意外而误治。

● 独居老年人尤其需要提高警惕。

● 血糖>33mmol/L,没有糖尿病酮症酸中毒存在。

● 主要导致原因:新发糖尿病患者或感染占总数的60%。其他原因:糖皮质激素、利尿剂、胰腺炎、胃肠道出血或心肌梗死。

● 患者可出现精神状态的改变或神经系统症状和体征。

● 已知的糖尿病患者糖尿病管理不善,例如自行停止服用药物。

● 比糖尿病酮症酸中毒的死亡率更高,多因为不能及时就诊。

● 有严重脱水和电解质紊乱。

● 治疗包括静脉输液、应用胰岛素和纠正电解质紊乱。治疗根本原因和诱发原因。许多患者在出院后可能不需要再使用胰岛素。

▶▶▶ 糖尿病酮症酸中毒

糖尿病酮症酸中毒是糖尿病严重的急性并发症, 由于可能会发生患者胰岛素不足,人的身体由于利用不了葡萄糖,转而利用脂肪供能,但是脂肪分解产生的大量不能被机体充分利用的酮体,从而引起糖、脂肪和蛋白质代谢紊乱,以至于水电解质和酸碱平衡失调,出现以高血糖、高血酮和代谢性酸中毒为主要表现的临床综合征。研究发现一些人们更容易发生酮症酸中毒,而另一些人则可能血糖维持在 16.7~22.2mmol/L 之间而不发生酮症酸中毒。如果患者需要注射胰岛素,在停止注射胰岛素 12~24 小时后可能发生酮症酸中毒。

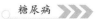

常见原因

◗ 诊断出 1 型糖尿病的。

◗ 感染或患有严重疾病、心肌梗死、卒中、胰腺炎和创伤。

◗ 胰岛素实际用量不足:经济问题、社会心理导致治疗中断或不适当减量;胰岛素过期或损坏、胰岛素的保存温度过热或过冷。

◗ 严重的外界影响。

实验室化验

◗ 血糖水平≥13.9mmol/L。

◗ 血清 β-羟基丁酸或尿酮体升高。

治疗

◗ 静脉输液,补充电解质和胰岛素。

◗ 分析评估糖尿病酮症酸中毒的原因和对因治疗。

◗ 教会患者自我管理和自我保健,预防再次发作。

患者教育

◗ 找到糖尿病酮症酸中毒发病的原因。

◗ 在家里检查尿酮体试纸或者在医院使用精密的血酮体化验,判断是否生病,特别强调要有体征和症状存在或葡萄糖≥13.9mmol/L。

◗ 体征和症状包括恶心、呕吐、腹泻、腹部疼痛、肌肉疼痛、烂苹果味/丙酮呼吸、低血压、心动过速、精神状态可能改变。

▶ 16 糖尿病前期

糖尿病前期是指血糖高于其中一个正常条件的,但还没有达到诊断糖尿病

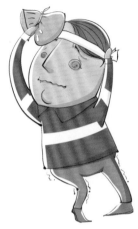

的标准。糖尿病前期主要包括空腹血糖受损(IFG)和糖耐量受损(IGT)。科学研究表明,10年前大多数人在明确诊断糖尿病就已经发展到糖尿病前期,并且因为血糖升高而导致器官组织受损,所以糖尿病前期不容忽视,一样需要治疗。糖尿病前期可以通过健康的饮食、经常运动等自我管理方式达到预防糖尿病的目的。糖尿病前期的诊断主要是根据血糖结果,筛选方法包括空腹血糖(FPG)或2小时75g葡萄糖耐量试验(OGTT)。糖耐量试验可以更好地明确糖尿病的风险,诊断出哪些已经有空腹血糖受损和糖耐量受损的患者。

那么哪些人容易是糖尿病前期呢?

任何人体重指数≥25,并具有如下危险因素

○ 缺乏活动,久坐少动。

○ 一级亲属,即父母、子女以及兄弟姐妹患有糖尿病。

○ 曾经诊断过妊娠糖尿病或产下过巨大婴儿(超过4kg)。

○ 已经诊断了高血压或高血脂(血脂异常)。

○ 皮肤患有黑棘皮病,如颈部或腋下,乳房下以及在腹股沟区的皮肤变黑、粗糙。

即使没有危险因素的存在,也应该从45岁开始,每3年重复进行测试筛查,同时还应该通过自我管理,尽早消除一些可能的危险因素。

符合诊断糖尿病前期的化验指标

○ 空腹血糖≥5.5 mmol/L 和<7.0 mmol/L。

○ 或2小时糖耐量试验≥7.8mmol/L 和<11.1 mmol/L。

○ 或糖化血红蛋白为 5.7%~6.4%。

▶▶▶ 自我管理

自我管理的重点包括:了解健康食品营养成分和分量,并遵循科学饮食方式;进行其他一些体力活动,每周至少150分钟,开始时进行小量活动,逐渐增加

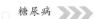

活动量至每周 150 分钟；减轻体重 5%~10%；年龄小于 60 岁的人如果同时存在高血压、血脂异常、肥胖症等风险因素，应该考虑就医并使用二甲双胍治疗。

▶▶▶ 预防

预防的关键是早期评估整个家庭的风险因素和通过自我管理实现健康的生活方式。

▶ 17 代谢综合征的"新概念"

代谢综合征也称为胰岛素抵抗综合征，是指人体的蛋白质、脂肪、碳水化合物等物质发生代谢紊乱而在临床上出现一系列综合征，即称为代谢综合征。患者通常表现为具有遗传倾向、体内脂肪过多和缺乏身体活动，并且导致心脑血管（冠心病和卒中）等疾病的风险增高 3 倍，患糖尿病风险增高 5 倍。所以有的专家将代谢综合征称为"死亡四重奏"，主要包括中心型肥胖、高血糖、高三酰甘油血症和高血压。

▶▶▶ 诊断

如果满足以下 3 种条件或更多，可以诊断代谢综合征

○ 通过测定腰围确定中心型肥胖：男性腰围 ≥90cm（2.7 尺），女性腰围 ≥80cm（2.4 尺）。

○ 空腹三酰甘油 ≥1.7mmol/L。

○ 高密度脂蛋白胆固醇水平（HDL）：男性 <1.0mmol/L，女性 <1.25mmol/L。

○ 血压 ≥130/85mmHg。

○ 空腹血糖 ≥6.1mmol/L。

▶▶▶ 治疗

健康的生活方式辅导减轻体重,增加日常体力活动,选择健康的食物。服用治疗高血压或血脂异常药物。评估心血管疾病和脑血管危险因素。改变不良生活习惯,如戒烟,限制饮酒。

▶▶▶ 预防

预防的关键是早期评估整个家庭的风险因素和通过自我管理实现健康生活方式。

▶▶▶ 常见的糖尿病症状

如果经常出现以下症状,就要怀疑是否患上糖尿病
○ 过度口渴。
○ 极度饥饿。
○ 体重减低。
○ 感觉虚弱或疲倦。
○ 视力模糊。
○ 尿频。
○ 瘙痒,往往在生殖器区。
○ 频繁的真菌感染。
○ 血管病变(例如眼底和小腿)。
○ 腿部或足部的刺痛或麻木。
○ 皮肤感染或伤口的愈合缓慢(例如疮)。

18 血糖正常的必要性

对于糖尿病患者来说,最重要的是要保持自己的血糖接近正常水平,因为这样可以大大降低糖尿病并发症的发生。医学研究表明,高血糖随着时间的推移可以损害血管,包括眼睛、神经和肾脏的血管,保持血糖水平接近正常水平,可以减少血管发生并发症的25%~75%。血糖水平可以通过保持饮食、运动和药物之间的平衡方式来实现。

患者通常需要经常测量血糖水平,来调整制订正确的控制血糖的方法。首先需要自我监测血糖,检测血糖可以通过血糖仪来进行。人在一天中正常血糖水平的变化在3.9~7.8mmol/L。医生也有使用糖化血红蛋白测试,用血糖来估计过去2~3个月的平均血糖,以了解糖尿病控制的情况。糖化血红蛋白控制的目标是<7%,相当于其平均血糖水平是8.5mmol/L。此外,还需要检查尿液,尿液中如果检测出酮体,表示人的身体正在使用脂肪供给能量,也就说明糖尿病患者需要改变治疗方案了,需要及时就医,寻求医生的帮助。

想要自我管理糖尿病,需要简单了解一下人在一天中血糖变化的趋势,血糖水平在一天中变化为3.9~7.8mmol/L,血糖在每餐后都会出现一个高峰值,饭后葡萄糖升高,并在饭后约3小时后返回餐前水平,如图4所示在饭后防止高血糖,糖尿病患者所需要做的是:膳食要营养均衡、按时服药、定期锻炼、保持合理的体重。

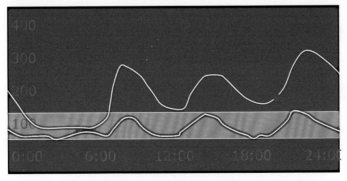

图4 正常血糖波动和糖尿病患者异常的血糖变化

▶19 糖尿病的预防和自我管理

糖尿病是一种慢病,每个糖尿病患者都必须明白,糖尿病是一种终身疾病,虽目前不能治愈,但能控制。糖尿病的治疗涉及教育、饮食、运动、药物以及血糖、尿糖监测等多个方面,强调综合防治,各种治疗相互配合、缺一不可。

糖尿病患者必须做到

○ 接受自我保健教育。

○ 调整自己的饮食结构和生活方式,选择适当的运动方式和运动量。

○ 监测血糖和尿糖。

○ 按医生要求准确使用药物治疗。

○ 每年接受一次糖尿病慢性并发症筛选检查以便及早发现和及时治疗。

目前糖尿病教育思路正在从糖尿病的自我教育管理向糖尿病的自我管理支持方向转变。

主要策略

○ 了解自身真实情况。

○ 饮食管理。

○ 运动管理。

○ 生活方式管理。

○ 心理因素管理。

○ 药物治疗管理。

▶▶▶ 策略 1:了解自身的真实情况

想要预防和自我管理糖尿病,首先要了解自己的真实情况,知道自己的各种数值,包括了解和监测糖尿病有关的化验结果。如果不知道自己的情况,那就及时询问医生,详见表7。

表7　监测糖尿病有关的化验结果

需要的检查	检查的目的	检查的频率	推荐的目标值	最近的检查结果
糖化血红蛋白	估计2~3个月平均血糖	每3~6个月	<7%	
血压	测量动脉血管的压力	每次门诊就医	<140/90mmHg	
尿微量白蛋白试验	肾脏功能	每年	正常范围:<30mg/dL	
血肌酐	肾功能	每年	正常范围:44~133μmol/L	
血脂检测:总胆固醇			总胆固醇<5.2mmol/L	
三酰甘油	心脑血管疾病的危险指标	每年	三酰甘油<1.7mmol/L	
HDL			HDL男性>1.0mmol/L女性>1.25mmol/L	
LDL			LDL<2.6mmol/L	
眼底检查	眼底血管病变	每年	正常	

　　此外,还需要了解自己的一些常规情况,如自己的体重、BMI、情绪行为情况(如是否存在抑郁等不良情绪、吸烟饮酒等不良生活习惯)、饮食情况、足部健康情况、流感及肺炎疫苗接种情况、血糖仪的使用技巧是否正确、药物治疗情况、合并疾病情况以及出现紧急情况能给予帮助的人的情况。

　　糖尿病患者要了解自身真实情况,首先应做好血糖的监测。如何做好血糖监测呢?首先,每天要监测4次血糖,分别是三餐前、睡前,或是每天监测7次,分别是三餐前、三餐后2小时、睡前,必要时下半夜还要再监测1次。出现低血糖要马上采取措施(喝适量的糖水等)。出现高血糖并采取措施(注射适量胰岛素等),身体出现不适时也要及时监测。

监测血糖的频率

○ 刚刚被诊断为糖尿病,接受胰岛素治疗或正在使用胰岛素泵的患者,每天监测4~7次。

○ 1型糖尿病患者空腹血糖 > 12mmol/L 每天监测4~7次。

○ 2型糖尿病患者空腹血糖 > 16.2mmol/L 每天监测4次。

○ 反复出现低血糖、妊娠或打算妊娠,调整胰岛素的用量时,要及时监测血糖。

此外,出现以下状况时,也应及时监测血糖。

● 出现饥饿感:许多患者认为,有饥饿感就是低血糖。其实有些患者由于存在胰岛素抵抗,自身血糖很高但不能被身体利用,也会产生饥饿感。因此,觉得特别饿,一定要检查血糖,以避免盲目治疗。

● 口渴:口渴是高血糖的症状之一,因此在喝水前最好搞清楚,到底是因为血糖高还是因为体内缺水。

● 疲劳:血糖波动时,患者易感疲劳,所以如果觉得全身没劲,应测一下血糖,采取相应措施。

● 开车:患者在高血糖或低血糖时开车都是很危险的。如果血糖过低,可以先吃点糖,15 分钟后再监测一下,确认正常后再上路。如果测出来血糖过高,最好请别人开车。

● 睡觉特别沉:对这些患者来说,如果血糖近期不稳定,最好睡前测一下,半夜起来再测一次。

● 脾气变大:低血糖的症状包括易怒、焦虑、颤抖、心慌、出汗、饥饿等,每个人的感觉不一样,因此当出现情绪变化时,也许该测血糖了。

● 压力骤增:家庭变故、工作压力会使血糖水平升高,如果压力来源持续存在,需要频繁测量血糖。

● 忙碌:忙碌本身会让血糖升高,另外也容易让人忘记测量血糖,甚至忘记吃饭。因此,忙的时候不妨用闹钟或便条来提醒自己测量血糖。

● 锻炼:运动会使血糖短暂升高,接下来又能降低血糖。应该咨询医生,看看运动前可以接受的血糖值是多少。锻炼时要把应急的甜食和手机、血糖仪带在身边。

● 感觉不适:糖尿病患者应该对身体的暗示保持敏感,出现任何不适都要尽快测量血糖。

不同时间段监测血糖的意义不同。

● 空腹血糖:主要反映在基础状态下(最后一次进食后 8~10 小时)没有饮食负荷时的血糖水平,是糖尿病诊断的重要依据。

● 餐后 2 小时的血糖:反映胰岛 β 细胞储备功能的重要指标,即进食后食物

刺激 β 细胞分泌胰岛素的能力。测量餐后 2 小时的血糖能发现可能存在的餐后高血糖,能较好地反映进食与使用降糖药是否合适,这是空腹血糖不能反映的。

睡前血糖:反映胰岛 β 细胞对进食晚餐后高血糖的控制能力,是指导夜间用药或注射胰岛素剂量的依据。

随机血糖:可以了解机体在特殊情况下对血糖的影响,如进食多少、饮酒、劳累、生病、情绪变化、月经期等。

不同时间段测量血糖的意义和正常范围都是不同的,因此我们不能一概而论。

糖尿病不仅是内分泌代谢系统疾病,也会引发全身多系统损伤,因此对于糖尿病患者而言,不仅仅需要监测血糖,还要对血脂、血压、体重以及眼底进行长期监测。

监测血压、血脂:有正常血压及血脂的糖尿病患者应半年测 1 次血压和血脂;如果伴血脂异常者,应每 3 个月复查 1 次血脂;如果合并高血压的糖尿病患者,应密切监测血压,每周应测量 2~3 次。

监测体重:肥胖的糖尿病患者应每月测量 1 次体重,并应有计划地减轻体重。体重指数(BMI)=体重(kg)/身高(m)^2。理想的 BMI 男性应<25,女性应<24。

监测糖化血红蛋白:糖化血红蛋白可以稳定地反映患者 2~3 个月以来的血糖平均水平,反映体内葡萄糖代谢的情况。根据化验结果,医生能判断患者的保健方案是否有效、饮食方法是否合适、运动是否得当、血糖是否控制得好、是否需要调整患者治疗方案。

监测心脏:糖尿病与冠心病是等危症,糖尿病要降糖也要保护心脏,糖尿病患者每年必须做 1 次心脏检查。

监测足部:糖尿病足是指糖尿病患者由于合并神经病变及各种不同程度的末梢血管病变而导致下肢感染、形成溃疡和(或)深部组织的破坏。糖尿病足的预防重于治疗。糖尿病患者必须每天自己检查脚,看有没有出现什么异常,每 4~6 个月由专科医生检查 1 次。

监测眼底:糖尿病患者是发生眼病的高危人群。一经诊断糖尿病,患者就应半年进行 1 次眼底检查。

● 监测肾脏功能：尿白蛋白是早期诊断糖尿病肾病的重要指标。糖尿病患者每年至少应该检查 3~4 次尿常规、尿白蛋白。

坚持以上这些监测，目的是通过记录这些监测指标，患者可以做到对病情心中有数，并且为医生、护士进一步评定并依据这些结果适时调整治疗方案提供依据，以保证血糖长期、有效的达标，最终减少并发症的发生。这样不仅减少了并发症带来的身体痛苦，同时也会减少并发症所产生的医疗费用及减轻家人的负担。

▶▶▶ 策略 2：饮食管理

糖尿病饮食控制是糖尿病综合治疗的基础。没有规律、定量合理的饮食，糖尿病的治疗势必沦为空谈。但是控制饮食并不是盲目地减少饮食，重要的是营养均衡、进食量不可过多，而且每天每餐定量饮食，才能保证药物及胰岛素治疗的效果。

饮食控制

合理饮食的目的是减轻胰岛素负担，减肥，降低餐后高血糖，纠正已发生的代谢紊乱，预防和治疗急、慢性并发症，改善整体健康水平。糖尿病饮食需要注意以下几点。

≫ 规律饮食，饮食保持七分饱，以清淡素食、粗粮杂面为最佳

众所周知，进食过量会导致血糖上升，但是不规律的饮食也会导致胰岛素 β 细胞分泌胰岛素的节奏变得紊乱，对血糖的调节也是不利的。因此，糖尿病患者应该注意少食多餐、规律饮食。适当吃些食物纤维：糖尿病患者适当增加食物纤维，可以降低餐后血糖，改善葡萄糖耐量，减少胰岛素的用量以及降血脂；同时能减缓糖尿病患者的饥饿感；并能刺激消化液分泌及促进肠道蠕动，预防便秘的发生。下列食物中含纤维量较多，可作为糖尿病患者经常吃的食品，如绿豆、海带、荞麦面、玉米面、燕麦面、高粱米、菠菜、芹菜、韭菜、豆芽等。

>> 少吃碳水化合物含量高的食物

高碳水化合物的食物消化吸收快,并能迅速分解合成葡萄糖,短期内使血糖升高。因此糖尿病患者应尽量少吃碳水化合物含量高的食物,如白薯、土豆、藕、胡萝卜、豌豆等;此外,对容易使血糖升高的食品,如白糖、冰糖、红糖、葡萄糖、麦芽糖、蜂蜜、蜜饯、奶糖、巧克力、水果糖、水果罐头、汽水、果酱、冰淇淋、甜糕点、蛋糕以及各种甜饮料、口服液、果汁等,应尽量避免食用。而低糖食物包括韭菜、西葫芦、冬瓜、南瓜、青菜、青椒、苦瓜、洋葱、茄子、西红柿等,可以适当多吃。

>> 坚持低脂饮食,烹调尽量用植物油,少吃煎炸食品和甘肥咸食,尽量不饮酒

血脂升高是糖尿病并发心血管疾病的重要原因。把摄取脂肪提供的热量从40%减少到10%,糖尿病则会得到较好的控制,因此应尽量少食煎炸食品如猪油、牛油、羊油、黄油、奶油、肥肉以及胆固醇含量丰富的食物。糖尿病患者的肝脏解毒能力较差,饮酒势必会加重肝脏的负担而引起损伤。过量饮酒还容易发生高脂血症和代谢紊乱。此外,饮酒会使胰腺受到刺激而影响其分泌液的成分。而且酒本是高热量食物,糖尿病患者稍失控制,便可引起病情恶化。

>> 均衡营养,饮食结构要合理

● 三大营养素的组成比例要合理,在限制总热量的前提下,以高碳水化合物、低脂肪(尤其是饱和脂肪酸的摄入)、适量蛋白质为宜。

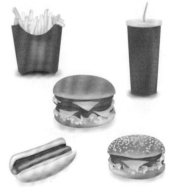

● 食物要多样化,谷类、薯类主要提供碳水化合物,水果类主要提供膳食纤维,动物性食品主要提供必需氨基酸的蛋白,豆制品主要提供植物蛋白,蔬菜主要提供膳食纤维。

● 要以植物性食品为主,热能来源以粮食为主,多选用绿色蔬菜。

● 粗细搭配,提倡高纤维饮食,如粗粮、杂粮、豆类、蔬菜等。

● 食盐要限量,每天最多不超过 6g。

● 补充微量元素,如含硒、铬、锗等食品。补充富含 B 族维生素和维生素 C 的食物,如鱼、奶、白菜、豆类以及青菜、芥菜、甘蓝、青椒、鲜枣等,有利于减缓糖尿病并发症的进程,也有利于减轻糖尿病视网膜的病变和肾病。

≫ 改善饮食习惯,减少以快速吸收引起血糖波动的食物

影响血糖升高的食物主要有粥类、面食类、某些蔬菜。例如:软的、烂的、稠的、黏的、易吸收的粥类,包括大米粥、小米粥、玉米粥、八宝粥等;面食类包括面条、面汤、馄饨、包子、饺子、方便面等;油炸食物包括油条、油饼、麻花、点心等;汤类包括鸡汤、牛肉汤、排骨汤等;含糖类高的蔬菜包括胡萝卜、洋葱、南瓜;含淀粉多的蔬菜包括土豆、山药、藕;水果类包括香蕉、荔枝、桂圆、大枣、葡萄、柿子、哈密瓜等,这些都不宜多食。

饮食控制注意事项

糖尿病患者应该严格按照主治医生或营养师的指导坚持饮食疗法,并注意营养和热量的均衡摄取。特别注意要做到以下几点。

● 糖尿病患者需要口服降糖药物或者注射胰岛素治疗,而口服药物和注射胰岛素均不能完全模拟人体按照饮食多少来分泌胰岛素的情况,因此糖尿病患者一定要做到定时、定量、定餐,并且一定要与注射胰岛素、口服降糖药物的时间配合好,这样才能有效治疗糖尿病,控制血糖水平,同时预防低血糖的发生。

● 饮食量、劳动强度、用药量三者间的关系要相对平衡,此消彼长,灵活调节;糖尿病患者胰岛素分泌量及节律存在异常,因此不能随饮食量、劳动强度的改变而改变,因此糖尿病患者在使用降糖药物或者胰岛素时应充分考虑饮食量、劳动强度的改变,尽量做到三者平衡。

● 根据个人情况将每日饮食量分为多次食用,有利于控制餐后高血糖;糖尿病患者的胰岛素分泌不足、节律紊乱或者存在胰岛素抵抗,因此一次性进食过多,极易引起血糖的急剧升高,导致血糖波动,因此糖尿病患者应该按照自身

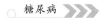

情况将每日饮食量分为多次食用,每天进食 4~7 次为宜,不可过少也不可过多。

● 糖尿病饮食控制应长期坚持,终身坚持。糖尿病是一种可以控制但不能治愈的慢病,糖尿病患者的饮食控制是一个长期乃至终身需要坚持的。因此,糖尿病患者应该积极进行长期的自我管理和饮食控制,切不可间断,从而造成较严重的血糖波动,影响健康。

糖尿病的饮食疗法

● 原则:有计划、定时、定量;淡;最好不饮酒;饮食均衡、合理搭配;长期坚持。

● 选择食物:限量少吃糖、油脂、动物脂肪;根据需要食用奶及奶制品、肉类、坚果类;宜多吃蔬菜、瓜果类;以淀粉类食物为主食,如米、面、土豆、红薯、山药等根茎类食物。

● 如何计算饭量:①计算标准体重(kg)=身高(cm)-105。大于标准体重 10%以上属超重;小于标准体重 10%以上属消瘦,不高于也不低于标准体重 10%属正常范围;②计算总热量每天每千克体重所需要的热量(kcal,1kcal=4.186kJ),全天总热量=每千克体重所需千卡热量×标准体重(kg);③计算食物量;④一日多餐如何分配饭量:早 1/5、中 2/5、晚 2/5。

表 8　常见食物的热量分布

常见食物	热量
主食	咖喱饭约 640kcal,什锦炒饭 781~800kcal,什锦比萨(100g)210~300kcal,阳春面约 392kcal,牛肉面约 540kcal,什锦炒面约 860kcal,意大利面(470g)500~700kcal,榨菜肉丝面(1 碗)约 400kcal,炸酱面(1 碗)约 385kcal,火腿饭约 690kcal,炸肉片约 302kcal,牛肉蔬菜汤约 362kcal,热狗堡约 263kcal,什锦蛋包约 227kcal,海鲜汤约 192kcal,排骨面(1 碗)约 480kcal,馄饨面约 560kcal,肉丝面(1 碗)约 440kcal,方便面(100g)约 470kcal,白饭(1 碗)约 210kcal,白馒头(1 个)约 280kcal,煎饼(100g)约 333kcal,馒头(蒸,标准粉 100g)约 233kcal,花卷(100g)约 217kcal,小笼包(小的 5 个)约 200kcal,肉包子(1 个)约 250kcal,水饺(10 个)约 420kcal,菜包(1 个)约 200kcal,咖喱饺(1 个)约 245kcal,猪肉水饺(1 个)约 40kcal,蛋饼(1 份)约 255kcal,豆沙包(1 份)约 215kcal,鲜肉包(1 个)225~280kcal,叉烧包(1 个)约 160kcal,小水煎包(2 个)约 220kcal,韭菜盒子(1 个)约 260kcal,烧饼(100g)约 326kcal,油条(1 条)约 230kcal,花生豆花(1 碗)约 180kcal,三鲜豆皮(100g)约 240kcal,烧麦(100g)约 238kcal

(待续)

表8(续)

常见食物	热量
肉蛋类	鸡蛋1个(58g,较大)86kcal(蛋清16kcal,蛋黄59kcal),油煎的相比水煮和荷包蛋就增加很多卡,鸭蛋(65g)114kcal,鸭蛋(85g)180kcal,咸鸭蛋(88g)190kcal,鹌鹑蛋(10g)16kcal,火鸡蛋(80g)135kcal,松花蛋(鸡,83g)178kcal,松花蛋(鸭,90g)171kcal,煎蛋(1个)136kcal,瘦火腿(2片,60g)70kcal,白切鸡(1块,100g)200kcal,烧鸭(120g)356kcal,煎猪肉(140g)440kcal,火腿(100g)320kcal,香肠(100g)508kcal,腊肠(2条)310kcal,猪肉(肥,100g)816kcal,猪肉(肋条肉,96g)568kcal,猪肉(软五花,85g)349kcal,猪肉(硬五花,79g)339kcal,猪肉(前蹄膀,67g)338kcal,牛肉(100g)106kcal,牛肚(100g)72kcal,牛肉松(100g)445kcal,牛肉干(100g)550kcal,鸡胗(100g)118kcal,扒鸡(66g)215kcal,烤鸡(73g)240kcal,对虾(61g)93kcal
水果(每100g水果所含的热量)	西红柿18kcal,西瓜20kcal,柠檬31kcal,香瓜35kcal,草莓35kcal,杏40kcal,桃37kcal,哈密瓜(1/4)48kcal,无花果(2个)43kcal,玉米(1根)105kcal,梨38kcal,橄榄(80g)49kcal,红富士苹果(85g)45kcal,橘子42kcal,苹果44kcal,葡萄54kcal,提子10粒(大)约120kcal,猕猴桃54kcal,荔枝(8粒,中)约85kcal,香蕉84kcal,橙(1个,中)50kcal,芒果(1个,中)100kcal,新鲜菠萝(1片,120g)50kcal
零食	红糖(100g)389kcal,冰糖(100g)397kcal,爆米花(100g)459kcal,虾味鲜(大,1包)432kcal,虾味鲜(1包,102g)460kcal,烤玉米条(1包)524kcal,巧克力(1块,100g)约550kcal,巧克力甜甜圈281kcal,薯片(100g)555kcal,品客薯片(绿色大罐)1072kcal,品客薯片(银色大罐)840kcal,品客薯片(银色小罐)270kcal,品客薯片(绿、红、橘色小罐)340kcal,洋芋片(1盒/1片)1072kcal/11kcal,面包(椰圈,100g)320kcal,面包(果料,100g)278kcal,面包(咸,100g)274kcal,面包(麦胚,100g)246kcal,面包(多维,100g)318kcal,肉松面包(1个,100g)约360kcal,苹果面包(96g)280kcal,传统蛋塔(1个,95g)约255kcal
饮料	啤酒(1罐)约150kcal,可乐(1罐)约145kcal,番茄汁(1罐)约45kcal,苹果汁(1杯)约120kcal,葡萄原汁(1杯)约395kcal,柠檬原汁(1杯)约60kcal,柳橙原汁(1杯)约110kcal,菠萝原汁(1杯)约140kcal,汽水(1罐)140~150kcal,葡萄酒1杯(120mL)约95kcal,绍兴酒(100mL)约91.6kcal,陈年绍酒(100mL)约102.8kcal,高粱酒(100mL)约324.8kcal

▶▶▶ 策略 3:运动管理

糖尿病的控制除了合适的用药方案和控制饮食外,合适的运动也是一项必不可少的治疗方法。长期的体育锻炼可增强体质,改善肌糖原的氧化代谢及心血管功能,提高机体抗病能力,减少并发症,减少降糖药物剂量。肥胖患者运动可减轻体重,使活动的肌肉等靶组织对胰岛素敏感性增强,胰岛素受体数目上升,减少降糖药的用量或降低胰岛素。加速脂肪分解,减少脂肪堆积,促进游离脂肪酸、胆固醇等利用,以补充葡萄糖供能不足;降低血清三酰甘油、低密度脂蛋白和极低密度脂蛋白,有利于动脉硬化症、高血压、冠心病的防治。增强心肺功能,促进全身代谢,对糖尿病并发症起到一定的预防作用,还可防止骨质疏松。另外,运动还可以陶冶情操,消除应激,改善脑神经功能状态,放松紧张情绪,提高生活质量。

糖尿病患者的运动疗法一定要量力而行,盲目的运动不仅起不到保健的功效,反而会加速并发症的发生。锻炼前一定要征得医生的许可,特别是那些平时不爱运动的患者。与医生商讨的内容包括进行哪些运动、寻找最佳锻炼时间、锻炼对某些药物疗效可能产生的影响。为了达到最理想的健身效果,建议每周中等强度锻炼 2.5 小时,比如快走、游泳或骑自行车等。但是在进行这些运动之前,一定要咨询医生这些运动是否适合自己的情况。"强度适宜、方法得当、安排合理"的健身运动才有益健康。然而,有些人同样运动适时定量,方式得当,但始终未获益,反而被一些疾病缚身,所以我们要注意一下以下几方面。

运动量的掌握

⟩ 以减肥为目的:坚持每日上下楼梯(或中速跑步)60~90 分钟,或以普通速度步行 2~3 小时。

⟩ 以降低血糖为目的:将每天摄入能量的 10%~15% 列为运动中消耗。例如,50kg 体重的成人运动 20 分钟,上下楼梯(或中速跑步)消耗 100kcal,普通速度步行消耗 50kcal,游泳消耗 200kcal。

⟩ 达到安全运动强度:即运动中最大脉率的 60%。简易计算法:170−年龄。

⟩ 以代谢控制指标衡量:定期复查空腹血糖、餐后血糖及糖化血红蛋白,达到理想控制水平为佳。

运动注意事项

选择适合自己的锻炼方式。糖尿病可以引起如眼睛、神经系统的病变,这些病变的类型和程度决定了应当采取的锻炼方式。例如,如果足部失去了感觉,那么游泳比散步更适合;如果视力不好,或者经常发生低血糖现象,那么室内锻炼或者找一个朋友陪伴将是最明智的选择。

准备开始锻炼前,进行一次彻底的身体检查,包括测血压、肾功能检查、眼睛(眼底照相等相关检查)、足部(末梢血以及末端感觉等)、血脂血糖和糖化血红蛋白、心脏、血液循环和神经系统等全面的检查,以防止在身体不适的情况下进行体育锻炼,造成不良后果。

此外,在准备开始锻炼前要进行身体的预热,并进行一些伸展运动。预热可以选择一些低强度的运动,如步行,使心脏和肌肉进入"工作状态",之后就可以进行柔和的伸展运动,以使关节和肌肉变得有弹性。僵硬的关节和肌肉很容易受伤。在结束锻炼的时候要逐渐地减缓运动,直到呼吸变得正常为止,然后再进行一组伸展运动,运动后的肌肉会更加容易伸展。同时还应摄取足量的水,出汗就意味着体液的丢失,摄取足够的水以补充丢失的体液,最好选择白开水。如果锻炼的时间比较长,可以选择一些含有碳水化合物的饮料,以补充热量。

> **小提示**
>
> 能否进行负重训练取决于心肺功能。几乎所有的糖尿病患者都能够进行低强度的负重训练,可以通过以较轻的哑铃负重训练计划来加强上肢力量(但是一般不建议有心功能改变的患者使用哑铃锻炼)。

一定注意双脚,在锻炼的时候穿上适合运动的鞋,这就意味着打篮球的时候就要穿上篮球鞋,散步的时候要穿上散步专用鞋,跑步的时候要穿上跑步专用鞋等。当鞋穿旧了以后,要及时更换。穿上干净合适的袜子。锻炼完以后,要及时检查双脚,如果发现水泡、红肿、局部发热等问题,请立即与医生联系。

运动时一定注意预防发生低血糖,如果在使用胰岛素或者口服降糖药,在锻炼中或锻炼后就可能出现低血糖。实际上有时低血糖可能发生在锻炼后的 12 小时。通过饮食和锻炼控制的 2 型糖尿病患者通常不会出现低血糖的现象。葡萄糖在锻炼时被消耗掉,同时锻炼也增强了身体对于胰岛素的反应性,这两点都有助于血糖的降低。因此,运动中稍有不适,应及时停止运动并检测血糖,如发生低血糖,应进食含糖量高的食物来补充血糖水平。

糖尿病患者控制高血压、高脂血症,在饮食上就要特别注意,要忌辛辣、刺激食物,平时多吃绿色蔬菜、新鲜水果和黑木耳,这些食物富含维生素、胡萝卜素及膳食纤维等,有利于改善心肌功能,软化血管,促进胆固醇的排出,可防止高血压病的发展和并发症的发生。

此外,糖尿病合并高血压、高脂血症患者的血压、血脂总是会随着气候的变化而变化,因而,每到冬天高血压、高脂血症的患者一定要注意自我保护,对于高血压、高脂血症患者来说,要想防治高血压病、高脂血症带来的危害,最主要的环节还在于早期预防。预防是最有效的方法,否则出现并发症就为时已晚。

由于大脑皮质过度紧张是发生高血压病、高脂血症的重要因素,因此在生活上,高血压、高脂血症患者要结合病情适当安排休息和活动,每天要保持 8 小时的睡眠与适当的午休,这对绝大多数患者都是适宜的。适当做广播体操、打太极拳,对保持体力、促进病情恢复也十分有好处。轻中度高血压、高脂血症患者也可以骑自行车、游泳。另外,患者还要注意保持大小便通畅,养成定时排便的习惯,老年人及高血压、高脂血症患者,最好在医生的指导下安排活动,切不可争强斗胜。

▶▶▶ 策略 4:生活方式管理

糖尿病受生活方式的影响很大,高脂高热量饮食、吸烟、大量饮酒、长期精神压力过大、熬夜等均是导致糖尿病发生的重要因素。可以说改善生活方式,能大大降低糖尿病的发病率。那么我们在生活中,应该改变哪些不良生活方式呢?

第一,在饮食方面。要控制糖尿病病情的发展,首先需要考虑的是何时吃以及吃什么。糖尿病患者需要保持饮食平衡,并保证进食时间的规律,以防止体内血糖浓度起伏过大。糖尿病患者应该多吃含有不饱和脂肪酸、抗氧化成分、纤维素和维生素的食品,少吃富含饱和脂肪酸和胆固醇的食物,这是因为糖尿病本身会增加患有心血管疾病和动脉粥样硬化的危险。另外，早餐也是控制病情的好方法。早餐可以选择全谷物面包、酸奶、低脂奶酪等。而对于晚餐的食材，可选择水煮西兰花、小黄瓜等。

第二，减重。超重会延缓人体对胰岛素的反应，从而加大控制病情的难度。适当的减重可以提高身体对胰岛素的灵敏性，改善对血糖的控制，减少对胰岛素药物的依赖。

第三，减压。精神紧张时，肾上腺会分泌更多的皮质激素，又称压力激素。压力激素会让交感神经的兴奋性增高，血糖上升，增加胰岛素的需求量，加重胰岛细胞负担，从而加重病情。长期的工作、生活、精神压力会使人体激素分泌紊乱，从而患上或加重糖尿病。因此，我们在生活中应该学会自我放松，或者找人倾诉，多参加社交活动，多与人沟通交流，学会释放压力。

第四，足疗。糖尿病容易损害足部神经系统，让人难以发现小的足部伤口，延误病情，造成严重的足部感染。因此经常进行足部护理很重要。建议每天用温水和温和的肥皂洗脚，注意擦干脚趾缝隙之间的水分，防止细菌滋生。尽量穿牛皮或者羊皮鞋，并穿着干净的袜子，以额外保护足部。

第五，睡眠。睡眠不足会直接导致血糖浓度升高，并增加体内的压力激素含量，导致激素水平紊乱，增加患者糖尿病的风险及加重糖尿病对身体的损害，因此我们每天应该养成夜间不间断睡眠达到 7~8 小时的习惯，并且不熬夜。

第六，戒烟、戒酒。吸烟除了对健康有危害外，长期吸烟还可促进糖尿病患者大血管及微血管并发症的发生与发展。糖尿病患者本身血管内壁不光滑，血液黏滞度大，红细胞变形能力差，较容易发生血管硬化和阻塞。而吸烟则会使血管进一步收缩、痉挛，血液黏滞度也进一步增加，而引起组织缺血、缺氧，加重大血管及微血管病变，最终导致血管阻塞。因此，糖尿病患者应该严格戒烟。饮酒会使胰腺受到刺激而影响其分泌液的成分，而且酒本身就是高热量食物，每克能产 7kcal 热量，糖尿病患者稍失控制，便可引起病情恶化，因此患者应严格控制饮酒量。

第七，运动。研究表明，定期运动的糖尿病患者，发生卒中或心脏病等并发症的危险性较低。不过在运动前，请咨询医生，确定适合自己的项目。

▶▶▶ 策略 5：心理因素管理

由于糖尿病治疗周期长，很多患者因此都会出现一些不稳定的情绪及心理障碍，在临床多表现为：情绪易波动，易激惹，紧张焦虑，失望沮丧，不同程度失眠，敏感多疑，消极，希望得到家庭、社会、医生的帮助，性功能减退或消失，唠叨，心神不安，对工作和生活失去信心，或对本病无认识、抱无所谓态度等负面情绪。这对于疾病的治疗是非常不利的，因为情绪应激可使糖尿病患者的血糖浓度迅速升高，从而导致病情恶化，甚至导致抑郁。因此，糖尿病患者在治疗过程中要学会控制好自己的情绪，乐观稳定的情绪有利于维持糖尿病内在环境的稳定，而焦虑的情绪会引起一些应激激素如肾上腺素、肾上腺皮质激素

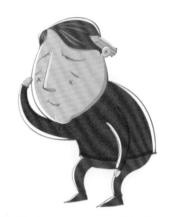

及胰高血糖素的分泌，从而拮抗胰岛素，引起血糖升高，使病情加重。可见保持积极健康的心态，对糖尿病患者的病情是百利而无一害的，所以糖尿病患者要学会保持积极健康的心态，积极对抗糖尿病。

糖尿病患者学会控制自己的情绪，具体方法如下。

● 学会倾诉，糖尿病患者内心困惑、焦虑时，应向医生、家人、朋友倾诉，争取得到大家的关心和帮助。

● 主动吸收新知识，依照"活到老、学到老"的格言，尽可能去接受新的知识，如参加糖尿病知识讲座学习班，订阅一本糖尿病科普期刊，了解相关知识，掌握与糖尿病斗争的方法，并多与其他患者沟通，交流各自的经验体会，向他们学习有益的防治手段。

● 生活要有规律，遵守生活秩序，饮食休闲要按部就班，留意自己的外观，身体要保持清洁卫生，房间院落也要随时打扫干净，从稳定规律的生活中领会自身的情趣。

● 适当的体育运动有利于控制体重、血糖、血脂、血压，也有利于驱散焦虑、

抑郁等负面情绪。

◦ 拓宽自己的情趣范围,可以通过打太极拳,练瑜伽、散步、跳舞使心情变得舒畅。

◦ 决不放弃自己的学习和工作,树立挑战意识,学会主动解决矛盾,并相信自己会成功。

◦ 药物辅助治疗,一些有严重抑郁和焦虑情绪或自杀念头的患者,应在医生指导下配合适当的药物治疗,如多塞平、丙米嗪、氯硝西泮、阿普唑仑、百忧解、赛乐特等。在治疗过程中一定要有好的心态,同时在生活中也要好好控制自己的情绪,不要因小争执而发脾气,不仅会伤害到他人还会加重自己的病情,遇事一定要冷静,并学会放松自己,才更有利于疾病的早日康复。

▶▶▶ 策略6:药物治疗管理

主要目的是综合考虑患者的经济能力、身体/心理条件和社会支持情况,通过安全的治疗方案实现血糖水平达到健康标准。在过去往往选择"饮食和运动"作为最初的治疗,总是起效缓慢,调整很长时间后,才开始口服药物,这导致许多患者疾病进展,并出现血管并发症。现在已经很明确,糖尿病的标准药物治疗方案是尽快控制血糖和糖化血红蛋白,这是最优的方案。药物治疗方案当然也需要根据随后定期观察化验结果进行药物调整,并且同时结合饮食和运动。药物治疗还需要注意的是,虽然糖化血红蛋白<7%是降低血管并发症风险的基本目标,老年患者需求基于患者预期寿命判断临床潜在风险与收益来制订个性化的目标,平衡低血糖风险,降低心血管疾病和其他并发症的发生率。

口服药

口服降糖药只用于2型糖尿病患者。

◦ 确定肝、肾功能。肝、肾功能异常会限制某些口服药物的使用,如磺脲类药,因为会增加低血糖的风险。

◦ 血糖评估,包括糖化血红蛋白、空腹或随机血糖。评价患者的高糖毒性,高糖毒性是指过高的血糖对胰岛 β 细胞的损害作用。如果患者已经持续高血糖状态数月,通常指空腹血糖是 13.9mmol/L 或更高,糖化血红蛋白>10%,患者有可能出现体重下降或中度的酮症。患者可能最初需要基础和餐时的胰岛素治疗,直到患者血糖下降不再具有糖毒性,通常需要几周,此时再应用口服药才是有效的。

◗ 如果患者有充血性心力衰竭或严重的心脏病, 禁忌使用噻唑烷二酮(TZD),并谨慎使用二甲双胍。

◗ 根据患者自我管理能力,是否能遵从医嘱,考虑多次给药还是一次给药,复杂的组合药物还是简单的药物方案。

◗ 考虑患者的经济负担能力,可以考虑使用一些国产仿制药和老药,这样经济负担会小一些,图 5 列出了许多口服药物及其剂量。

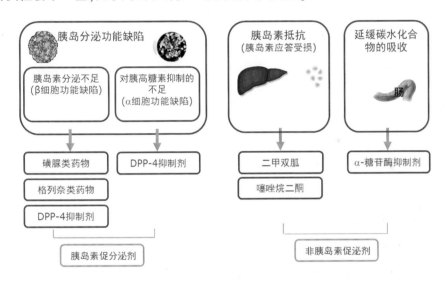

图 5　现有口服降糖药的种类和作用特点

双胍类(主要是二甲双胍)

≫作用机制

减少肝脏葡萄糖的生产,降低胰岛素抵抗的作用。

125

≫ 优点

医生用药经验丰富；无体重增加；无低血糖；还可降低体重、血压及血脂，减少心血管事件的发生。

≫ 缺点

多有胃肠道副作用(恶心、腹泻、腹胀、金属味和胃肠胀气)，通常在2周内减少；乳酸性酸中毒(罕见)；维生素 B_{12} 缺乏。禁忌慢性肾脏病、酸中毒、缺氧、脱水。

≫ 用法用量

表9　双胍类药物的用法用量

常用品种	剂量范围	服用次数	用药时间
二甲双胍及缓释片	500~2000mg/d	每日 2~3 次	随餐服用 (缓释片每日 1 次，推荐随晚餐服用)

≫ 患者指导

- 按医生处方定期服用，因为服药后需要1个月逐渐显现药效。
- 阻止肝脏糖原降解，肝脏停止将葡萄糖输入全身血液循环中。
- 与食物一起服用以降低胃肠道的副作用。
- 避免每天大量饮酒，以免诱发乳酸性酸中毒。
- 在手术或使用碘造影剂的增强影像学检查，当天停止用药。
- 如果无法饮用液体或因疾病(脱水)而饮食，则需要停药。
- 如果由于副作用影响，不能按规定服药请立即通知医生。
- 可能导致患多囊卵巢综合征妇女排卵，需要选择避孕和计划生育。
- 老年患者最好携带一个身份证明，并包括注明"糖尿病"和应用药物以及家庭联系人和电话号码。

磺脲类

≫作用机制

刺激胰腺中的 β 细胞产生胰岛素。这些药剂仅在胰腺仍然能够产生足够量的胰岛素时有效。

≫优点

医生对此类药物用药经验丰富,有效降低微血管病变风险。

≫缺点

最大可能的副作用是低血糖,此外还有体重增加、胃肠反应、头痛、心肌缺血发作等。肾脏疾病和肝脏疾病需要谨慎使用,因为增加了低血糖的风险。老年人应谨慎使用,因为会引起疲惫、虚弱,食物摄入减少,营养不良。患者每天饮酒超过 2 杯需要注意低血糖。

≫用法用量

表10　磺脲类药物的用法用量

常用品种	剂量范围	服用次数	用药时间
格列苯脲	2.5~15mg/d	1~3 次/日	餐前 30 分钟
格列吡嗪	2.5~30mg/d	1~3 次/日	餐前半小时
格列吡嗪控释片	5~20mg/d	1 次/日	早餐时
格列齐特	80~320mg/d	1~3 次/日	餐前
格列齐特缓释片	30~120mg/d	1 次/日	早餐时
格列喹酮	30~180mg/d	1~3 次/日	餐前半小时
格列苯脲	1~8mg/d	1 次/日	早餐前或餐时服

≫患者指导

● 这种药物本身并不制造胰岛素,但它会刺激人的胰腺工作,产生更多的胰岛素。

◗ 早餐或午餐、晚餐前 30 分钟服药。

◗ 每餐的食量一定要规律一致,两餐之间的间隔时间不要超过 5 小时,如果间隔较长,吃一些水果或零食。

◗ 如果漏掉一顿饭,可能会发生低血糖反应。

◗ 身边随时需要携带糖或巧克力,特别是当锻炼、散步或者开车的时候。

◗ 如果可能的话,请不要饮酒,至少是在服药的前 3 周,因为需要评估药物对血糖水平的影响。

◗ 控制吃饭时的饮酒。

◗ 如果要吃更多的食物,也要自行增加药量,往往降糖药不会立即起效,可能会在当天晚些时候导致低血糖。

◗ 女性如果打算妊娠,通常要在妊娠之前调整好适当的药物控制血糖,早期可能需要将口服药物换成胰岛素治疗。

◗ 老年患者最好携带一个身份证明,并包括注明"糖尿病"和应用药物以及家庭联系人和电话号码。

格列奈类

≫ 作用机制

因其仅在进餐时促进胰岛素短期、快速分泌,从而避免了空腹期间对胰岛β细胞的不必要刺激,属于新一代的促分泌剂。

≫ 优点

此类药物降糖效果好,发生低血糖反应的风险极小,但用量不当仍然可以发生低血糖反应,只是时间短较易纠正,症状也较轻,磺脲类药物失效时,改用格列奈类仍有效。

≫ 缺点

低血糖,但发生频率和程度较磺脲类轻;体重增加;增加心肌缺血发作率;服

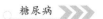

药频繁,需要从小剂量开始,逐渐增加剂量;注意肝脏功能受损患者的肾功能禁忌证;妊娠和哺乳也是禁忌。

》用法用量

表11　格列奈列药物的用法用量

常用品种	剂量范围	服用次数	用药时间
瑞格列奈	1~16mg/d	3 次/日	进餐服药,不进餐不服药,不影响服药效果
那格列奈	120~360mg/d	3 次/日	主餐前服药

》患者指导

》饭前 1~30 分钟服药即可。

》如果没有吃饭,就不要服药,身边随时需要携带糖或巧克力。

》女性如果打算妊娠,通常要在妊娠之前调整好适当的药物控制血糖,早期可能需要将口服药物换成胰岛素治疗。

》老年患者最好携带一个身份证明,并包括注明"糖尿病"和应用药物以及家庭联系人和电话号码。

α-葡萄糖苷酶抑制剂

》作用机制

抑制小肠 α-葡萄糖苷酶,延缓肠道碳水化合物的消化和吸收。

》优点

单用本药不会引起低血糖;主要降低餐后高血糖;不增加体重或能减轻体重;减少心血管事件发生;主要在肠道局部作用,血液仅吸收 2%,对肝、肾等全身影响少,适合于老年糖尿病患者。

》缺点及禁忌证

主要不良反应为胃肠道反应。个别人对 α-糖苷酶抑制剂过敏;酮症酸中毒、高血糖昏迷者;腹部手术后严重感染者;肝硬化、严重肝功能障碍者;有消化吸收障碍的慢性肠道疾病者,重度疝、结直肠狭窄者;肾功能障碍者;儿童、妊娠及哺乳妇女不能用。

≫ 用法用量

表12　α-葡萄糖苷酶抑制剂的用法用量

常用品种	剂量范围	服用次数	用药时间
阿卡波糖	50~100mg/次	3次/日	餐前服药,一定要先于食物服用,否则会影响服药效果
伏格列波糖	0.2mg/次	3次/日	餐前服药,一定要先于食物服用,否则会影响服药效果

▶▶▶ **胰岛素**

胰岛素的适应证

1型糖尿病;糖尿病急性并发症;糖尿病出现严重并发症及手术、妊娠和分娩;2型糖尿病患者经饮食和口服降糖药物治疗血糖未良好控制者;继发性糖尿病。

胰岛素的种类

按作用快慢和持续时间分为短效、中效、长效和混合胰岛素(短效和中效按不同比例混合)。按制剂来源分为动物(猪、牛)胰岛素和基因重组人胰岛素。此外还有人胰岛素类似物(优泌乐)。

胰岛素的剂量

剂量应高度个体化,从小剂量(24U/d)开始,根据所选剂型分次餐前注射,以后每隔3~5天根据尿糖和血糖监测结果调整剂量,直至达到理想控制程度。

胰岛素的用法

≫ 皮下注射

强化疗法(三餐前 15~30 分钟注射速效或短效胰岛素,睡前亦可注射中效胰岛素)、常规疗法(混合胰岛素早、晚餐前注射)和联合疗法(口服降糖药物+中效胰岛素),对于 1 型糖尿病建议采用强化疗法,2 型糖尿病多采用联合疗法。

≫ 肌内注射

现已少用。

≫ 静脉注射

仅使用短效胰岛素,多在不能进食、出现严重慢性并发症和急性并发症时使用。

胰岛素注射用具:针式注射器、笔式注射器、胰岛素泵、无针注射器。用于针式注射器的胰岛素浓度为 40U/mL(即瓶装),用于笔式注射器和胰岛素泵的胰岛素浓度为 100U/mL(即笔芯)。

胰岛素的副作用

主要是低血糖反应,其他有过敏反应、胰岛素性水肿、注射局部皮肤红肿及小结、皮下脂肪萎缩或增生。

▶▶▶ 其他降糖药

胰高血糖素样肽 -1(GLP-1)

该药用于 2 型糖尿病磺酰脲类和(或)二甲双胍治疗不能达标的患者,开始计量 5μg,每日 2 次,早晚餐前 60 分钟,在治疗 1 个月后可增加到 10μg,每日 2 次。

二肽基肽酶 -4(DPP-4)抑制剂

可用作单一治疗药物,也可用作其他两种口服降糖药(二甲双胍或噻唑烷二酮)的辅助药物。开始剂量每日早上 100mg,如果肌酐清除率为 30~50mL/(min·1.73m²),剂量减为每日 50mg,如果肌酐清除率<30mL/(min·1.73m²),剂量减为每日 25mg,每天最大剂量为 100mg。

胰脂酶抑制剂

奥利司他为胰脂酶抑制剂,应用 120mg/d 可明显降低血糖(+饮食控制),并可减少口服磺酰脲类药物的用量, 使血液的总胆固醇、低密度脂蛋白胆固醇(LDL-c)、三酰甘油、载脂蛋白 B、低密度脂蛋白胆固醇/高密度脂蛋白(IDL-c/HDL-c)比值下降,但部分患者需要补充脂溶性维生素。对减轻体重并维持减肥效果也有较好疗效。可用作糖尿病患者的减肥治疗。

胰淀素类似物

普兰林肽是合成人胰淀素类似物,具有抑制高血糖素分泌、抑制胃排空、降低食欲和体重的作用,与餐时胰岛素合用可降低 50% 的胰岛素剂量,防止胰岛素治疗后的体重增加。对于 1 型糖尿病开始剂量 15μg,逐渐增加到每日 30~60μg;对于 2 型糖尿病开始剂量每日 60μg,可逐渐增加到 120μg。

▶▶▶ 用药选择

超重、肥胖患者(BMI≥24kg/m²)

①饮食、运动、控制体重加二甲双胍治疗,3 个月后 HbA1c>6.5%的患者加用以下药物中的一种或多种:噻唑烷二酮类、磺脲类或格列奈类(两者之一)、α-葡萄糖苷酶抑制剂。②3 个月后仍然 HbA1c>6.5%的患者加用胰岛素治疗。

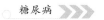

非超重患者(BMI < 24kg/m²)

饮食、运动、控制体重需要加以下药物中的一种或多种：二甲双胍、噻唑烷二酮类、磺脲类或格列奈类（两者之一）、α-葡萄糖苷酶抑制剂，3个月后HbA1c>6.5%者加用胰岛素治疗。

▶▶▶ 治疗目标

控制高血糖(使血糖正常)，纠正代谢紊乱，消除糖尿病症状，防止或延缓并发症，保障儿童生长发育，维持良好的健康水平。

▶▶▶ 糖尿病并发症和合并其他代谢异常的控制

糖尿病高血压的治疗

糖尿病高血压的治疗首选血管紧张素转换酶抑制药和血管紧张素Ⅱ受体阻滞剂、钙通道阻滞药、α-受体阻滞剂、β-受体阻滞剂、利尿剂均可应用。

调脂治疗

对于以胆固醇和低密度脂蛋白升高为主的血脂紊乱首选他汀类降脂药，辛伐他汀每日20~40mg睡前口服，或阿托伐他汀每日10mg睡前口服等。如果以三酰甘油为主(TG>5.6mmol/L)的可首选贝特类降脂药，非诺贝特胶囊（力平之）每日口服200mg。其他降脂药也可选用，如缓释烟酸、浓缩ω-3脂肪酸。

抗血小板聚集

1型、2型糖尿病患者年龄>40岁，有心血管危险因素或心血管疾病者(包括血管疾病家族史、高血压、吸烟、血脂紊乱、白蛋白尿)，建议每日口服阿司匹林75~162mg，年龄在30~40岁之间有心血管危险因素存在时，可考虑服用阿司匹林。年龄小于 21 岁的患者,由于有增加瑞氏综合征(Reye 综合征)的危险,所以不建议服用阿司匹林,年龄在 21~30 岁之间者无研究结果。伴有严重、进展性心血管疾病者,阿司匹林可与其他抗血小板聚集药如氯吡格雷合用,有出血倾向、近期胃肠道出血、活动性肝病患者不建议使用阿司匹林。

糖尿病酮症酸中毒

治疗的目的在于加强肝、肌肉及脂肪组织对葡萄糖的利用,逆转酮血症和酸中毒,纠正水电解质失衡。治疗措施应根据病情严重程度的不同而定。对于仅有酮症、无明显脱水及酸中毒、神志清楚、能进食的患者,可只进行皮下给予普通胰岛素治疗。

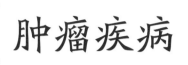

肿瘤疾病

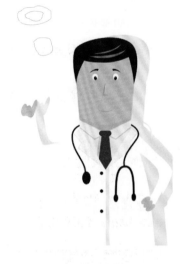

▶**20** 肿瘤发生的原因

肿瘤是机体在各种致瘤因素的作用下，局部组织的细胞在基因水平上失去对其生长的调控，导致单克隆性异常增生而形成的新生物。这种新生物常形成局部肿块。肿瘤是常见病，也是多发病，其中恶性肿瘤是目前危害人类健康最严重的一类疾病。不仅人类患肿瘤，动植物也有肿瘤。

肿瘤在本质上是基因病。各种环境和遗传的致癌因素以协同或序贯的方式损害 DNA，从而激活原癌基因和(或)灭活肿瘤抑制基因，加上凋亡调节基因和(或)DNA 修复基因的改变，继而引起表达水平的异常，使靶细胞发生转化。被转化的细胞先呈克隆性的增生，经过一个漫长的多阶段的演进过程，其中一个克隆相对无限制地扩增，通过附加突变，选择性地形成具有不同特点的亚克隆(异质化)，从而获得浸润和转移的能力(恶性转化)，形成恶性肿瘤。

▶▶▶肿瘤发生的分子生物学基础

癌基因

≫原癌基因、癌基因及其产物

癌基因是具有潜在的转化细胞的能力基因。由于细胞癌基因在正常细胞中以非激活的形式存在，称为原癌基因。原癌基因可被多种因素激活。

原癌基因编码的蛋白质大都是对正常细胞生长十分重要的细胞生长因子和生长因子受体，如血小板生长因子(PGF)、成纤维母细

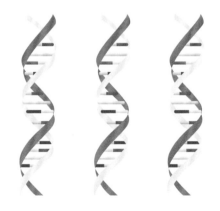

胞生长因子(FGF)、表皮细胞生长因子(EGF)、重要的信号转导蛋白质(如酪氨酸激酶)、核调节蛋白质(如转录激活蛋白)和细胞周期调节蛋白(如周期素、周期素依赖激酶)等。

≫ 原癌基因的激活

原癌基因的激活有两种方式:结构发生改变(突变),产生具有异常功能的癌蛋白;基因表达调节的改变(过度表达),产生过量结构正常的生长促进蛋白。

基因水平的改变继而导致细胞生长刺激信号的过度或持续出现,使细胞发生转化。

引起原癌基因突变的 DNA 结构改变有:点突变、染色体易位、基因扩增。突变的原癌基因编码的蛋白质与原癌基因的正常产物有结构上的不同,并失去正常产物的调节作用。通过以下方式影响其靶细胞:①生长因子增加;②生长因子受体增加;③产生突变的信号转导蛋白;④产生与 DNA 结合的转录因子。

肿瘤抑制基因

肿瘤抑制基因的产物能够抑制细胞的生长,其功能的丧失可能促进细胞的肿瘤性转化。肿瘤抑制基因的失活多是通过等位基因的两次突变或缺失的方式实现的。

常见的肿瘤抑制基因有 Rb 基因、P53 基因、神经纤维瘤病-1、基因(NF-1)、结肠腺瘤性息肉基因(DCC)和 Wilms 瘤基因(WT-1)等。Rb 基因的纯合性缺失见于所有的视网膜母细胞瘤及部分骨肉瘤、乳腺癌和小细胞肺癌等肿瘤。Rb 基因定位于染色体 13ql4,Rb 基因的两个等位基因必须都发生突变或缺失才能产生肿瘤,因此 Rb 基因是隐性癌基因。

P53 基因异常缺失包括纯合性缺失和点突变,超过 50% 的肿瘤有 P53 基因的突变,尤其是结直肠癌、肺癌、乳腺癌、胰腺癌中的突变更为多见。

凋亡调节基因和 DNA 修复调节基因

调节细胞进入程序性细胞死亡的基因及其产物在肿瘤的发生上起重要作

用，如 Bcl-2 可以抑制凋亡，Bax 蛋白可以促进凋亡，DNA 错配修复基因的缺失使 DNA 损害不能及时被修复，积累起来造成原癌基因和肿瘤抑制基因的突变，形成肿瘤，如遗传性非息肉性结肠癌综合征。

端粒和肿瘤

端粒随着细胞的复制而缩短，没有端粒酶的修复，体细胞只能复制 50 次。肿瘤细胞存在某种不会缩短的机制，几乎能够无限制的复制。实验表明，绝大多数的恶性肿瘤细胞都含有一定程度的端粒酶活性。

多步癌变的分子基础

恶性肿瘤的形成是一个长期的多因素形成分阶段过程，要使细胞完全恶性转化，需要多个基因的转变，包括几个癌基因的突变和两个或更多肿瘤抑制基因的失活，以及凋亡调节和 DNA 修复基因的改变。

▶▶▶ 环境致癌因素及致癌机制

化学致癌因素

≫ 间接作用的化学致癌物

多环芳烃、芳香胺类与氨基偶氮染料、亚硝胺类、真菌毒素。

≫ 直接作用的化学致癌物

这些致癌物不经体内活化就可致癌，如烷化剂与酰化剂。

● 亚硝胺类：这是一类致癌性较强能引起多种癌症的化学致癌物质。在变质的蔬菜及食品中含量较高，能诱发消化系统、肾脏等多种器官的肿瘤。

● 多环芳香烃类：这类致癌物以苯并芘为代表，将它涂抹在动物皮肤上，可引起皮肤癌，皮下注射则可诱发肉瘤。常见于汽车废气、煤烟、香烟及熏制食品中。

▶ 烷化剂类：如芥子气、环磷酰胺等，可引起白血病、肺癌、乳腺癌等。

▶ 氯乙烯：目前应用最广的一种塑料聚氯乙烯，是由氯乙烯单体聚合而成。可诱发肺、皮肤及骨等处的肿瘤。通过塑料工厂工人流行病学调查已证实氯乙烯能引起肝血管肉瘤，潜伏期一般在 15 年以上。

▶ 某些金属：如铬、镍、砷等也可致癌。

化学致癌物引起人体肿瘤的作用机制很复杂。少数致癌物质进入人体后可以直接诱发肿瘤，这种物质称为直接致癌物；而大多数化学致癌物进入人体后，需要经过体内代谢活化或生物转化，成为具有致癌活性的最终致癌物，方可引起肿瘤发生，这种物质称为间接致癌物。放射线引起的肿瘤有甲状腺肿瘤、肺癌、骨肿瘤、皮肤癌、多发性骨髓瘤、淋巴瘤等。

物理致癌因素

离子辐射引起各种癌症。长期的热辐射也有一定的致癌作用，金属元素镍、铬、镉、铍等对人类也有致癌的作用。临床上有一些肿瘤还与创伤有关，骨肉瘤、睾丸肉瘤、脑瘤患者常有创伤史。另一类与肿瘤有关的异物是寄生虫。

病毒和细菌致癌

≫RNA 致瘤病毒

通过转导和插入突变将遗传物质整合到宿主细胞的 DNA 中，并使宿主细胞发生转化，存在两种致癌机制：①急性转化病毒；②慢性转化病毒。

≫DNA 致瘤病毒

常见的有人类乳头瘤病毒（HPV）与人类上皮性肿瘤，尤其是子宫颈和肛门生殖器区域的鳞状细胞癌发生密切相关。Epstein-Barr 病毒（EBV）与伯基特淋巴瘤和鼻咽癌密切相关。流行病学调查乙型肝炎与肝细胞性肝癌有密切的关系。幽门螺杆菌引起的慢性胃炎与胃低度恶性 B 细胞淋巴瘤发生有关。

▶▶▶ 影响肿瘤发生、发展的内在因素及其作用机制

遗传因素

💧 呈常染色体显性遗传的肿瘤如视网膜母细胞瘤、肾母细胞瘤、肾上腺或神经节的神经母细胞瘤。一些癌前疾病，如结肠多发性腺瘤性息肉病、神经纤维瘤病等本身并不是恶性疾病，但恶变率很高。这些肿瘤和癌前病变都属于单基因遗传，以常染色体显性遗传的规律出现。其发病特点为早年（儿童期）发病，肿瘤呈多发性，常累及双侧器官。

💧 呈常染色体隐性遗传的遗传综合征，如 Bloom 综合征易发生白血病和其他恶性肿瘤；毛细血管扩张共济失调症患者易发生急性白血病和淋巴瘤；着色性干皮病患者经紫外线照射后易患皮肤基底细胞癌和鳞状细胞癌或黑色素瘤。这些肿瘤易感性高的人群常伴有某种遗传性缺陷，以上 3 种遗传综合征均累及DNA 修复基因。

💧 遗传因素与环境因素在肿瘤发生中起协同作用，而环境因素更为重要。决定这种肿瘤的遗传因素是属于多基因的。目前发现不少肿瘤有家族史，如乳腺癌、胃肠癌、食管癌、肝癌、鼻咽癌等。

宿主对肿瘤的反应

肿瘤免疫 CD8+T 细胞在细胞免疫中起重要作用。

≫肿瘤抗原可分为两类

①只存在于肿瘤细胞而不存在于正常细胞的肿瘤特异性抗原；②存在于肿瘤细胞与某些正常细胞的肿瘤相关抗原。

≫抗肿瘤的免疫效应机制

肿瘤免疫以细胞免疫为主，体液免疫为辅，参加细胞免疫的效应细胞主要是

细胞毒性 T 细胞(CTL)、自然杀伤细胞(NK)和巨噬细胞。

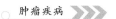

≫ 免疫监视

免疫监视在抗肿瘤的机制中最有力的证据是，在免疫缺陷病患者和接受免疫抑制治疗的患者中,恶性肿瘤的发病率明显增加。

其他与肿瘤发病有关的因素

≫ 内分泌因素

内分泌紊乱与某些器官肿瘤的发生有一定关系，如乳腺癌的发生可能与患者体内雌激素的水平过高或雌激素受体的异常有关。此外,激素与恶性肿瘤的扩散和转移也有一定关系,如垂体前叶激素可促进肿瘤的生长和转移,肾上腺皮质激素可抑制某些造血系统的恶性肿瘤。

≫ 性别和年龄因素

肿瘤的发生在性别上有很大的差异，除生殖器官肿瘤和乳腺癌在女性较多见,胆囊、甲状腺和膀胱等肿瘤也是女性明显多于男性,肺癌、肝癌、胃癌和结直肠癌则是男性多于女性。性别上的这种差异,其原因与女性激素有关外,主要可能与男女染色体的不同和某一性别较多接受致癌因子的作用有关。年龄对肿瘤的发生中也有一定影响。

▶ **21** 肿瘤的危害

肿瘤性增生与非肿瘤性增生具有本质的区别。非肿瘤性增生为机体生存所需,增生的组织能够成熟分化,并且能够恢复原来正常组织的结构和功能,且这种增生是具有一定限度的，一旦去除后就不再继续。正常细胞转化为肿瘤细胞就会具有异常的形态、代谢、功能，并在不同程度上失去了成熟分化的能力。肿瘤生长旺盛，并具有相对自主性。即使后来致瘤因素不存在时仍能持续生长。

肿瘤组织无论在细胞形态和组织结构上，都与其发源的正常组织有不同程度的差异，这种差异称为异型性。异型性是肿瘤异常分化在形态上的表现。异型性小，说明分化程度高；异型性大，说明分化程度低。区别这种异型性的大小是诊断肿瘤，确定其良、恶性的主要组织学依据。良性肿瘤细胞的异型性不明显，一般与其来源组织相似。恶性肿瘤常具有明显的异型性。

由未分化细胞构成的恶性肿瘤也称为间变性肿瘤，间变是指恶性肿瘤细胞缺乏分化，异型性显著。间变性肿瘤具有明显的多形性，肿瘤细胞彼此在大小和形状上有很大的变异，因此往往不能确定其组织来源。间变性肿瘤一般具有高度恶性。

▶▶▶ 肿瘤细胞的异型性

良性肿瘤细胞的异型性小，一般与其来源的正常细胞相似。恶性肿瘤细胞常具有高度的异型性，表现为以下特点。

肿瘤细胞的多形性

即肿瘤细胞形态和大小不一致。恶性肿瘤细胞一般比正常细胞较大，有时可见瘤巨细胞。但少数分化很差的肿瘤其肿瘤细胞较小，呈圆形，大小也比较一致。

瘤细胞核的多形性

瘤细胞核比正常细胞核增大，核大小、形状和染色不一，并可出现双核、巨核、多核、奇异核、核着色深（由于核内 DNA 增多）。染色质呈粗颗粒状，分布不均匀，常堆积于核膜下，使核膜显得肥厚。核分裂象增多，特别是出现不对称性、多极性及顿挫性等病理性核分裂时，对恶性肿瘤具有诊断意义。恶性肿瘤细胞的核异常改变多与染色体呈多倍体或非整数倍体有关。

瘤细胞胞浆的改变

由于胞浆内核蛋白体增多而多呈嗜碱性。瘤细胞产生异常分泌物或代谢产物(如激素、黏液、蛋白、色素等),因此具有不同特点。

肿瘤细胞超微结构的异型性

一般来说,良性肿瘤的超微结构与其起源的组织基本相似。恶性肿瘤细胞根据其分化的程度表现出不同的异型性。总的来说,恶性肿瘤细胞通常绝对或相对明显增大,核膜可有内陷或外凸,使核形不规则,甚至形成奇异型核。胞浆内的细胞器常有数目减少、发育不良或形态异常。细胞连接常有减少,有利于肿瘤浸润性生长。

▶▶▶ 肿瘤组织结构的异型性

肿瘤组织结构的异型性是指肿瘤组织在空间排列方式上(包括极向、器官样结构及其与间质的关系等)与其来源的正常组织的差异。良性肿瘤细胞的异型性不明显,但排列与正常组织不同,诊断有赖于组织结构的异型性,如子宫平滑肌瘤。恶性肿瘤的组织结构异型性明显,瘤细胞排列更为紊乱,失去正常的排列结构、层次或极向,如纤维肉瘤、腺癌。

▶▶▶ 肿瘤的生长和扩散

具有局部浸润和远处转移是恶性肿瘤最重要的特点,并且是恶性肿瘤致人死亡的主要原因。

肿瘤是由一个转化细胞不断增生繁衍形成的

一个典型的恶性肿瘤的自然生长史可以分为几个阶段:一个细胞的恶性转化→转化细胞的克隆性增生→局部浸润→远处转移。在此过程中,恶性转化细胞的内在特点(如肿瘤的生长分数)和宿主对肿瘤细胞及其产物的反应(如肿瘤血管形成),共同影响肿瘤的生长和演进。

≫ 肿瘤生长的动力学

肿瘤的生长速度与以下 3 个因素有关。

● 肿瘤细胞倍增时间:肿瘤群体的细胞周期也分为 G0、G1、S、G2 和 M 期。多数恶性肿瘤细胞的倍增时间并不比正常细胞更快,而是与正常细胞相似或比正常细胞更慢。

● 生长分数:指肿瘤细胞群体中处于增殖阶段(S 期+G2 期)的细胞的比例。恶性转化初期,生长分数较高,但是随着肿瘤的持续增长,多数肿瘤细胞处于 G0 期,即使是生长迅速的肿瘤生长分数也只有 20%。

● 瘤细胞的生长与丢失:营养供应不足、坏死脱落、机体抗肿瘤反应等因素会使肿瘤细胞丢失,肿瘤细胞的生成与丢失共同影响着肿瘤能否进行性生长及其生长速度。

肿瘤的生长速度决定于生长分数和肿瘤细胞的生成与丢失之比,而与倍增时间关系不大。目前化疗药物几乎均针对处于增殖期细胞。因此生长分数高的肿瘤(如高度恶性淋巴瘤)对于化疗特别敏感。常见的实体瘤(如结肠癌)生长分数低,故对化疗不敏感。

≫ 肿瘤血管形成

诱导血管的生成能力是恶性肿瘤的生长、浸润与转移的前提之一。肿瘤细胞本身和浸润到肿瘤组织内及其周围的炎细胞(主要是巨噬细胞)能产生一类血管生成因子,如血管内皮细胞生长因子(VEGF)和碱性成纤维细胞生长因子(b-FGF)。这些血管生成因子促进血管内皮细胞分裂和毛细血管生长。新生的毛细血管不仅为肿瘤生长提供营养,又为肿瘤转移提供了有利条件。

≫ 肿瘤的演进和异质化

恶性肿瘤在生长过程中变得越来越有侵袭性的现象称为肿瘤的演进,包括生长加快、浸润周围组织和远处转移等。这些生物学现象的出现与肿瘤的异质化有关。肿瘤的异质化是指一个克隆来源的肿瘤细胞在生长过程中，形成在侵袭能力、生长速度、对激素的反应、对抗癌药的敏感性等方面有所不同的亚克隆的过程。由于这些不同，肿瘤在生长过程中得以保留那些适应存活、生长、浸润与转移的亚克隆。

肿瘤的生长方式与扩散

》肿瘤的生长速度

各种肿瘤的生长速度有极大的差异，主要取决于肿瘤细胞的分化成熟程度。良性肿瘤生长缓慢，恶性肿瘤生长较快，良性肿瘤恶变时生长速度突然加快。

》肿瘤的生长方式

肿瘤可以呈膨胀性生长、外生性生长和浸润性生长。

● 膨胀性生长：是大多数良性肿瘤所表现的生长方式，肿瘤生长缓慢，不侵袭周围组织，往往呈结节状，有完整的包膜，与周围组织分界明显，对周围的器官、组织主要有挤压或阻塞的作用。一般均不明显破坏器官的结构和功能。因为其与周围组织分界清楚，手术容易摘除且不易复发。

● 外生性生长：发生在体表、体腔表面或管道器官（如消化道、泌尿生殖道）表面的肿瘤，常向表面生长，形成突起的乳头状、息肉状、菜花状的肿物，良、恶性肿瘤都可呈外生性生长。但恶性肿瘤在外生性生长的同时，其基底部也呈浸润性生长，且外生性生长的恶性肿瘤由于生长迅速、血供不足，容易发生坏死脱落而形成底部高低不平、边缘隆起的恶性溃疡。

● 浸润性生长：为大多数恶性肿瘤的生长方式。由于肿瘤生长迅速，侵入周围组织间隙、淋巴管、血管，如树根长入泥土，浸润并破坏周围组织，肿瘤往往没有包膜或包膜不完整，与周围组织分界不明显。临床触诊时，肿瘤固定不活动，手术切除这种肿瘤时，为防止复发，切除范围应该比肉眼所见范围大，因为这些部位也可能有肿瘤细胞的浸润。

肿瘤的扩散

肿瘤的扩散是恶性肿瘤的主要特征。具有浸润性生长的恶性肿瘤，不仅可以在原发部位生长、蔓延(直接蔓延)，而且可以通过各种途径扩散到身体其他部位(转移)。

》直接蔓延

癌细胞沿组织间隙、淋巴管、血管或神经束浸润，破坏邻近正常组织、器官，并继续生长，称为直接蔓延。例如晚期子宫颈癌可蔓延至直肠和膀胱，晚期乳腺癌可以穿过胸肌和胸腔甚至到达肺部。

》转移

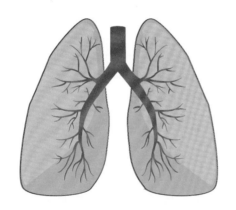

癌细胞从原发部位侵入淋巴管、血管、体腔，迁移到他处而继续生长，形成与原发瘤同样类型的肿瘤，这个过程称为转移。良性肿瘤不转移，只有恶性肿瘤才转移，常见的转移途径有以下几种。

💧淋巴道转移：上皮组织的恶性肿瘤多经淋巴道转移。

💧血道转移：各种恶性肿瘤均可发生，尤多见于肉瘤、肾癌、肝癌、甲状腺滤泡性癌及绒毛膜癌。

💧种植性转移：常见于腹腔器官的癌。

恶性肿瘤的浸润和转移机制

》局部浸润

浸润能力强的癌细胞亚克隆的出现和肿瘤内血管，形成对肿瘤的局部浸润都起重要作用。局部浸润的步骤如下。

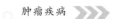

◗ 由细胞黏附分子介导的肿瘤细胞之间的黏附力减少。

◗ 癌细胞与基底膜紧密附着。

◗ 细胞外基质降解:在癌细胞和基底膜紧密接触 4~8 小时后,细胞外基质的主要成分如 LN、FN、蛋白多糖和胶原纤维可被癌细胞分泌的蛋白溶解酶溶解,使基底膜产生局部的缺损。

◗ 癌细胞以阿米巴运动通过溶解的基底膜缺损处。癌细胞穿过基底膜后重复上述步骤溶解间质性的结缔组织,在间质中移动。到达血管壁时,再以同样的方式穿过血管的基底膜进入血管。

血行播散

单个癌细胞进入血管后,一般绝大多数被机体的免疫细胞所消灭,但被血小板凝集的癌细胞团则不易被消灭,可以通过上述途径穿过血管内皮和基底膜,形成新的转移灶。

转移的发生并不是随机的,而是具有明显的器官倾向性。血行转移的位置和器官分布,在某些肿瘤具有特殊的亲和性,如肺癌易转移到肾上腺和脑,甲状腺癌、肾癌和前列腺癌易转移到骨,乳腺癌常转移到肝、肺、骨。产生这种现象的原因还不清楚,可能是这些器官的血管内皮上有能与进入血循环的癌细胞表面的黏附分子特异性结合的配体,或由于这些器官能够释放吸引癌细胞的化学物质。

简而言之,人体组织细胞在不同的致癌因素长期的作用下,细胞发生突变,它的主要表现是组织细胞异常和过度的增生。在肿瘤状态下,人体的免疫监控系统失去监控,任其发展,久而久之,癌细胞日益增长,肿瘤队伍日益壮大,最后侵蚀周围正常组织,消耗大量的能量和营养,影响人体的正常生理代谢,造成机体逐渐衰竭,最终导致死亡。

22 常见的肿瘤

1997 年世界卫生组织报告,全球最常见的 10 种恶性肿瘤按发病率由高到低排列为肺癌、胃癌、乳腺癌、结直肠癌、口腔癌、肝癌、宫颈癌、食管癌、淋巴癌、前列腺癌。

> **小提示**
> 造成我国人死亡的 10 种主要恶性肿瘤依次是胃癌、肝癌、肺癌、食管癌、结直结肠癌、白血病、宫颈癌、鼻咽癌、乳腺癌、膀胱癌等。

中国恶性肿瘤发病率，男性为 (130.3~305.4)/10 万人，女性为 (39.5~248.7)/10 万人。中国男性恶性肿瘤发病前 10 位肿瘤（占 86%）分别为肺癌、胃癌、肝癌、结直肠癌、食管癌、膀胱癌、胰腺癌、白血病、淋巴瘤、脑肿瘤；中国女性恶性肿瘤发病前 10 位肿瘤（占 82%）分别为乳腺癌、肺癌、结直肠癌、胃癌、肝癌、卵巢癌、胰腺癌、食管癌、子宫癌、脑肿瘤。男女恶性肿瘤死亡率最高的均为肺癌。

23 肿瘤的早期诊断

肿瘤是严重危害人们身体健康的一类疾病，如何早期发现是当务之急，即在患者出现临床症状前或在癌症发生浸润前得以确诊，从而得到及时治疗，进而借此改善预后，达到提高治愈率、降低死亡的目的。为了对常见肿瘤如肺癌、结直肠癌、乳腺癌、宫颈癌及肝癌等做到早期诊断，进行一些相关检查十分必要，有助于提高早期诊断率。

▶▶▶ 肿瘤标志物的检查

肿瘤标志物是由肿瘤组织或细胞所产生的抗原和生物活性物质，在正常组织或良性疾病中几乎不产生，因此临床常用于肿瘤诊断，且经济实用。临床中常用的特异性较高的标志物如下。

● 癌胚抗原(CEA)：是一个广泛的肿瘤标志物，它可在多种肿瘤中表达，主要用于结直肠癌、乳腺癌及肺癌等的临床辅助诊断,其上限值为 2.5μg/L,持续 5 周有诊断意义。

◖ 甲胎蛋白(AFP):主要用于肝癌的早期诊断,一般认为血清 AFP 值超过 500μg/L,持续 4 周,或在 200~500μg/L,持续 5 周有诊断意义。

◖ CA153:主要是乳腺癌的标志,正常人血清上限值为 30U/mL。

◖ CA199:是诊断胰腺癌较好的标志,其上限值为 3 万 U/L。

◖ CA125:其上限值为 35U/mL,可用于卵巢癌的诊断。

◖ 前列腺特异抗原 (PSA):诊断前列腺癌有较高的特异性,其上限值为 2.5mg/L。

◖ 组织多肽抗原(TPA):是一个增殖分化标志,主要在消化道肿瘤、乳腺癌、泌尿系肿瘤及呼吸道肿瘤中升高,敏感性较高。血清中 TPA 的上限值为 185U/L。

▶▶▶ 健康体检

一般疾病都有其早期表现,有的虽不明显,但若加强健康意识,亦可早期发现,从而做到疾病的早期诊断和及时治疗。

◖ 胸部 X 线检查:40 岁以上者(尤其男性吸烟者)每年一次。

◖ 直肠指检:40 岁前每 3 年一次,40 岁以后每年一次。

◖ 大便潜血实验:50 岁以上者每年一次。

◖ 乳腺 X 线摄影:40 岁以前女性应有一次基础摄影,50 岁以后每年一次。

◖ 乳腺体检:40 岁以前女性每 3 年一次,40 岁以后每年一次。

◖ 乳腺自我检查:每月一次。

◖ 宫颈刮片细胞学检查:20 岁以上已婚或有性行为的女性,每年一次,2 次呈阴性后一年一次。

另外,一些癌前病变如宫颈糜烂、囊性乳腺病、黏膜白斑、多发性家族性结肠息肉症、慢性萎缩性胃炎及色素性干皮病等,因有可能癌变,需重点观察,积极诊治,以防癌变。

▶ 24 肿瘤的预防

▶▶▶ 食物防癌

● 含维生素 C 丰富的食物:各种新鲜蔬菜和水果,如芥菜、荠菜、菜花、香菜、青蒜、柿子椒、柑橘、鲜枣、山楂、萝卜、圆白菜、草莓、绿豆芽、四季豆、西红柿、冬笋、莴笋、香蕉、苹果、杏、猕猴桃等。

● 含维生素 A 丰富的食物:鸡肝、牛肝、鸭肝、猪肝、带鱼、蛋、胡萝卜、红薯、豌豆苗、油菜茎、柿子椒、芹菜、莴笋叶等。

● 含大蒜素丰富的食物:大蒜、葱。

● 含微量元素丰富的食物:肉、海产品、谷物、大蒜、葱、芝麻。

● 提高免疫力的食物:猕猴桃、无花果、苹果、沙丁鱼、蜂蜜、牛奶、猪肝、猴头菌、海参、牡蛎、乌贼、鲨鱼、海马、甲鱼、山药、乌龟、香菇等。

▶▶▶ 食物烹调防癌

● 肉类蛋白质食品尽可能用煮、蒸烹调法。

● 在炉内烘烤比用炭火烤或油炸安全。

● 微波炉烧烤是安全的。

● 制作烤肉、炸肉或其他富含蛋白质食物时,注意勿烤焦。

● 不用木炭烘烤富含蛋白质的食物。

▶▶▶ 生活习惯防癌

● 不吸烟,吸烟者戒烟。

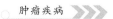

- 控制饮酒。
- 控制情绪。学会减压,保持乐观情绪,注意心理平衡。
- 避免过多地晒太阳。
- 工作中如果接触致癌物质,一定小心谨慎,正规操作。
- 经常多吃新鲜水果、蔬菜及纤维素含量多的食品。
- 要控制体重,避免肥胖。

▶▶▶ 要有高度防癌意识

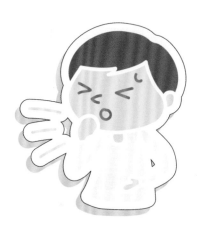

- 如果身体某部位有肿块或黑痣发生变化或出血,应立即就医。
- 女性要定期做宫颈涂片检查、检查乳房是否有肿块,50 岁以上的女性定期进行乳房 X 线检查。
- 长期咳嗽、嗓子嘶哑、大便异常或无故消瘦,必须马上就医。

▶ **25** 肿瘤的易患人群

肿瘤的易患人群有以下几类。

▶▶▶ 烟民

烟草燃烧产生尼古丁酚类化合物、氮化物、丙烯类、重金属、苯丙芘、胺类等致癌物质,这些物质损伤免疫功能、破坏细胞基因。增加人体患胃癌、肺癌、肝癌、气管癌、口腔癌等癌变的风险。

▶▶▶ 过度日晒

皮肤癌的发生和过度日晒的关系很大，甚至有数据证明65%的致命性黑色素肿瘤和过度日晒有直接关系。

▶▶▶ 肥胖

肥胖并不会直接导致癌症的发生，但是会诱发癌症的出现。肥胖人群的日常饮食多以高热量、高脂肪、反式脂肪酸和精制碳水化合物为主，促使体内激素失衡，而激素失衡是诱导很多癌变发生的原因。

▶▶▶ 酗酒

乙醇引起的癌症不仅仅只有肝癌，其还和结直肠癌、乳腺癌、口腔癌、咽癌、食道癌的发生有关。

▶▶▶ 熬夜

熬夜不会必然致癌，但是熬夜会导致人体的生物钟紊乱，使褪黑激素分泌减少，增加患癌概率。

▶▶▶ 有患癌家族史

真正能够遗传的癌症属于少数并且不常见，但是有癌症家族史的人群，遗传因素会增加人体发生肿瘤的倾向。

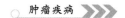

▶▶▶ 情绪不稳定

医学研究上有压力癌症这一说法，不良情绪和过大压力会扰乱人体的免疫系统，从而削弱人体对抗外界毒素和病毒的能力，增加人体患癌的概率。

▶▶▶ 老年人

有数据显示 40 岁以上的人群癌症的发病率相对较高。主要是步入老年期，免疫系统和脏器功能都在减退，癌细胞却不断积累增多。

▶▶▶ 有不良饮食习惯

饮食不洁、饥饱无度、食用霉变食物等不良的饮食习惯会增加患消化道癌症的概率。

▶▶▶ 爱吃加工肉

部分的红肉、加工肉被世界卫组织列入致癌物质，比较有代表性的有咸鱼、熏肉等。

26 肿瘤预防和自我管理的主要策略

▶▶▶ 策略 1：了解自身的真实情况

为了保持健康预防肿瘤，每年都应该进行体格检查，并注意异常指标，了解自身的情况。

▶▶▶ 策略 2：抗癌生活方式

癌症的病因至今仍是众说纷纭，但是起码有两点各国的科学家们的认知是一致的：80%以上的癌症是由外环境因素引起的；癌症是由多种因素长期综合作用而引起的，绝非单一因素所致。世界卫生组织的专家们分析了大量的研究资料后，指出癌症也是一种生活方式疾病。既然癌症是一种生活方式疾病，那我们就要摒弃不良生活方式，不合理的膳食、吸烟、心里紧张和压力、缺少运动是最常见的不健康生活方式，且与癌症的发生相关，因此提倡科学的膳食、不吸烟、少喝酒、保持心情愉快、坚持体育锻炼等，这是最有效、最经济的预防癌症发生的方法。

▶▶▶ 策略 3：运动锻炼

脂肪细胞会制造并释放激素，可能促进癌细胞生长。研究已证实，食管癌、胰腺癌、肠癌、停经后乳腺癌、肾癌和子宫内膜癌都与超重有关，即使体重略为超重，也会增加罹患这类癌症的风险。因此我们要积极地进行体育锻炼，控制 BMI 指数。每天运动直至流汗 30 分钟是最经济实惠的防癌方法。不需练出 6 块腹肌、不一定要跑马拉松，只要每天运动 30 分钟、每周 5 天即可。快步走、跳舞、骑单车、爬楼梯，各种运动都可以。运动可以调整血液中胆固醇与雌激素，保护女性对抗与激素相关的癌症，如卵巢癌、子宫内膜癌。加拿大研究发现女性若有规律、适度运动，可降低 30%罹患卵巢癌的风险。运动另外的一个好处是促进肠道蠕动，减少粪便积存，使其停留在肠道的时间减少，降低患结直肠癌的风险。

▶▶▶ 策略 4：抗癌饮食

研究表明，饮食和食物的选择可能影响癌症进展、复发风险和已经接受过癌

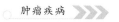

症治疗的个体的总体生存率。这项研究大部分集中在个别营养物、生物活性食品成分或特定食物的影响。解决影响癌症风险和进展的这些膳食成分和相关生活方式因素与特征(例如活动、肥胖)已证明是非常明显的。评估生存和饮食之间的关系作为饮食模式，而不仅仅关注特定的食物，同样也可以提供信息。例如，水果、蔬菜、全谷物、家禽和鱼类的高膳食模式被发现与降低死亡率相关联。类似在乳腺癌幸存者的研究中观察到总体死亡率降低 43%，是与以高摄入量的蔬菜为特征的饮食模式和全谷有关。乳腺癌幸存者报告每天至少吃 5 份蔬菜和水果，每周有相当于 30 分钟的步行，并没有观察到任何单独的这些行为的生存优势。在结直肠癌患者中，超过 1000 名幸存者的观察性研究发现，摄入红肉、加工肉、精制谷物、含糖甜点与癌症复发和较差的总生存率的统计学显著增加相关。蛋白质、碳水化合物和脂肪都为饮食提供能量，并且这些饮食成分中的每一种都可以从各种各样的食物中获得。由于许多癌症幸存者处于其他慢病(例如心脏病)的高风险中，因此减少心血管疾病风险的脂肪、蛋白质和碳水化合物的推荐量和类型也适用于

> **小提示**
> 医学研究所和现行联邦指南以及美国心脏协会(AHA)建议成人的饮食组成谱:脂肪为 20%~35% 的能量(AHA:25%~35%)，碳水化合物为 45%~65% 的能量(AHA:50%~60%)，蛋白质为 10%~35% 的能量(至少 0.8g/kg)。

癌症幸存者，特别是如果他们处于或高于其推荐体重。

在平时的饮食中需注意：已证实绿茶或咖啡有助于防癌。因为绿茶含有儿茶素及维生素 A、维生素 C 等抗氧化剂，因此有防癌功效，这些防癌成分中绿茶含量最多，其次是乌龙茶，红茶最少。咖啡也可以降低某些癌症的发生率。美国、加拿大、日本各有最新研究发现，咖啡有助于降低罹患肝癌、肾细胞癌、乳腺癌、结直肠癌的概率。

世界癌症基金会建议尽量从饮食中摄取营养。我国七成台湾人的蔬菜、水果摄取量不足。目前已证实足量的蔬果纤维可预防结直肠癌，并减少乳腺癌、食管癌等癌症的发生率。蔬菜水果的纤维素能减少肠内致癌因子，改变肠中菌种生态，避免癌细胞形成。建议 6 岁左右的儿童，每天应摄取 5 份新鲜蔬菜水果;6 岁

以上的学童、少女及成年女性,每天要摄取 7 份蔬菜水果;而青少年及成年男性,则应每天摄取 9 份蔬菜水果。蔬菜类 1 份约为生重 100g,水果类约为 150g。每日的蔬菜摄取量应该比水果多 1 份。

美国国家科学院报告指出,所有饮食构成要素中,脂肪与癌症关系最强烈,特别是乳腺癌、结直肠癌与前列腺癌。少吃脂肪是有些技巧的,比方选低脂或脱脂鲜奶;以豆类或豆制品取代部分的肉;把肉皮、肥肉、外层的油炸裹粉去掉;刮除蛋糕的奶油或鲜奶油;吃面用少许麻油代替肉燥;烹调时用蒸煮烤卤取代煎炸等。

多吃鸡、鱼,少吃猪、牛、羊及牛排、红烧蹄髈、涮羊肉,虽然这些很美味。研究发现比不吃或很少吃红肉的人,大量摄取猪、牛、羊等红肉的人罹患结直肠癌的风险增加 30%。最好每周红肉总摄取量不超过 500g,而一块普通大小、8 盎司的牛排就是 240 克。也应戒除烟熏、加工肉品,如香肠、火腿、培根等。

不喝含糖饮料,每天摄取的盐不超过 6g,最好喝白开水,天然果汁每天不超过 150mL,并且不吃发霉的谷类及豆类。

建议母亲至少喂 6 个月母乳。研究指出,喝母乳的宝宝将来罹患血癌风险比较低,母亲则可降低患乳腺癌的风险。

▶▶▶ 策略 5:配合医生积极治疗

21 世纪的癌症治疗主要还是以外科手术、放射治疗及化学治疗为主,但严重的副作用使得患者畏于就医,而致病情延误,间接的造成治疗效果不明显、疾病无法有效根治等。

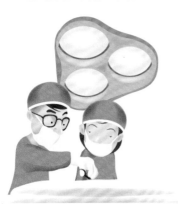

外科手术

利用手术将固性肿瘤摘除,而肿瘤的摘除于癌症的早期癌细胞尚未转移时进行,但大多数的癌症未于早期发现,如胰腺癌、肝癌、肺癌、食道癌等,而且某些部位的癌症手术非常困难,如头颈癌及脑癌等;手术切除通常无法完全清除癌细胞,术后复发的可能性及导致癌细胞转移的可能性也极高。

放射治疗

利用放射线同位素如 ⁶⁰Co,以体外照射的方式,对癌症细胞的基因造成破坏,使细胞死亡,但是放射线同时也会对正常的细胞造成伤害,目前以研发利用单株抗体结合放射线同位素或癌症化学药物,有如导弹的功能,直接攻击癌细胞,避免正常细胞遭受伤害,同时减少药物副作用。

化学治疗

化学治疗如同放射疗法,大多数的化学药物是针对癌细胞快速生长的特点,但是对某些正常细胞如毛囊细胞或骨髓细胞等,生长快速的细胞仍会大幅度造成伤害,而导致免疫系统受损、掉发及呕吐等可能严重危及生命的副作用。一般使用的化学治疗药物有抑制核苷酸生成的抗代谢药物(如 5-氟尿嘧啶、氨甲蝶呤等)、干扰基因复制的烷基化剂(如环磷酰胺、苯丁酰氮芥、氮芥等)、干扰酶素作用的抗生素类药物(如更生霉素、多柔比星等)、抑制有丝分裂的药物(如紫杉醇、长春新碱等)、类固醇或激素拮抗剂(用以治疗对激素敏感的肿瘤, 如 Predmospne、他莫昔芬等)。

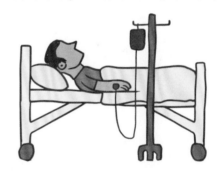

抗癌药物治疗

近 10 年来,新的分子靶向药物不断涌现,已有的分子靶向药物也不断增加新的适应证(表 13)。这类药物单用大多有一定疗效,能明显提高化疗或放疗的疗效,已经有多种该类药物进入 NCCN 所制定的常见肿瘤治疗规范,分子靶向药物无疑是临床肿瘤学前进中新的里程碑。

表13 抗癌药物

药物	治疗疾病
利妥昔单抗	淋巴瘤
曲妥珠单抗	乳腺癌
伊马替尼和达沙替尼	白血病
吉非替尼、厄罗替尼、血管内皮抑素	肺癌
尼妥珠单抗、西妥昔单抗	头颈部肿瘤、结直肠癌
索拉非尼	肾癌、肝癌
贝伐单抗	肺癌、结直肠癌
尼妥珠单抗	恶性神经胶质瘤
伊马替尼	胃肠道间质瘤
阿西替尼	甲状腺癌